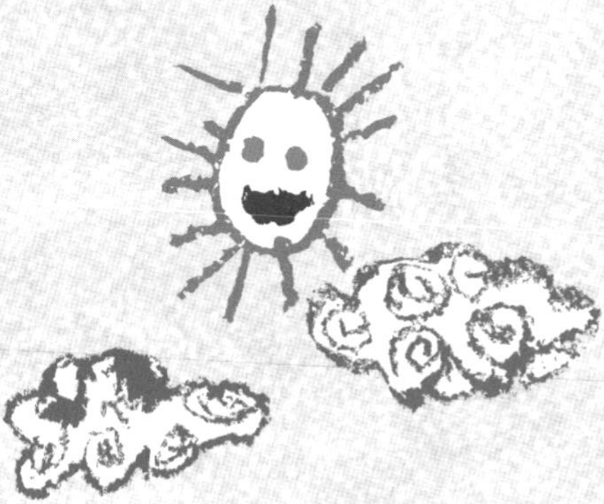

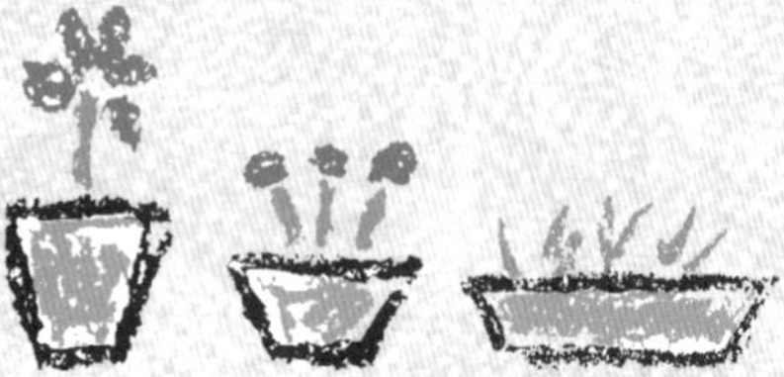

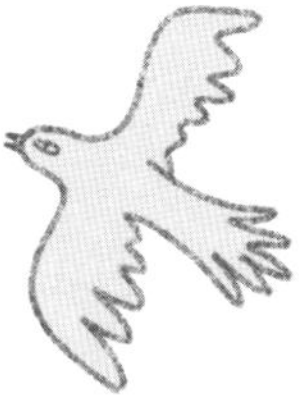

當牧師精神崩潰了

心理受創時，這樣找到救贖之道

日本基督教團牧師
沼田和也 著
洪玉珊 譯

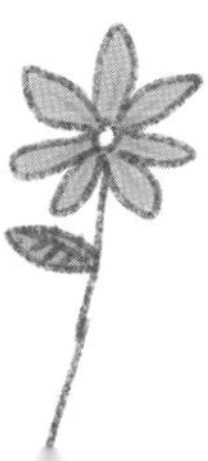

contents

序章 被拔除勳章的將軍

第一章 牧師成了病患

contents

第一章 少年們

第二章 十字架

contents

第四章 診斷

c o n t e n t s

contents

終章 不執著，亦不自卑

序章

被拔除勳章的將軍

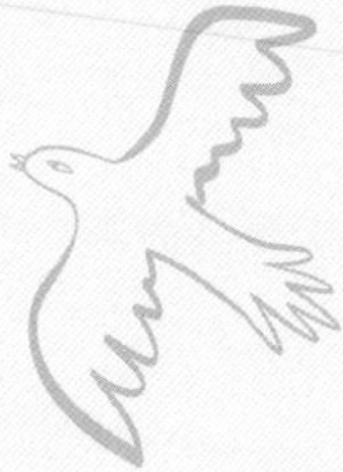

一朝成病患

一直以來，我都以牧師的身分自行開車前往醫院慰問病患。而今我卻是搭乘計程車朝醫院前進。

計程車駛入教會時，我緊張地迎上前。我身上穿的不是西裝，而是一整套休閒服。妻子幫忙提著行李。我坐進計程車，看著車窗外的景色。「我」不是開車的人，只能任由計程車載著駛向目的地。

是啊，從現在起，我不得不暫時把自己的一切都託付給他人來判斷。在此之前，我總是身穿西裝，以牧師的身分前往醫院探視，現在我卻即將以病人的身分住進醫院。而且這間醫院的病房，用一扇我無法自由開關的厚重大門阻隔了外界。

事件的始末

我在高一時接受基督新教的洗禮，之後由於反覆繭居在家和輟學，二十五歲才終於進入大學就讀神學系。研究所畢業後，於三十一歲的春天踏上傳教者之路。我全心全意投入牧師的工作中，一晃眼過了十年。我現在不僅是一位牧師，還順手兼任教會隔壁幼稚園的理事長及園長，做個「體面的社會人」——我原先是這麼打算的！

然而，發生了一件事；在我傾盡全力思考，投入諸多情感之後，卻一夕翻盤的事件。

一個月前，我的工作一直進行得非常順利。「我」是職場的負責人。我是一間頗具規模幼稚園的理事長及園長，同時也是教會的牧師。以工作量來說，前者壓倒性地沉重。

在二十世紀末期，牧師兼任幼稚園園長並非什麼難事。即使不是幼保界專業人士，但作爲身負在幼稚園裡傳送基督之愛的人，我滿懷自信地投入幼保工作，貫徹園長的職責。雖然辛苦，卻意義非凡。

然而近年來，幼稚園教育的專業性日益提高，向地方政府提交的資料也越來越多，已經超過非專業人士能夠承擔的範圍。除此之外，我任職的幼稚園當時也準備響應參與政府提出的認證幼兒園政策。

與擁有眾多排隊等候入學兒童的都會區不同，在少子化越來越嚴重的鄉下地區，幼稚園之間的招生競爭非常激烈。我的幼稚園爲了因應無可避免的經營困難，準備轉型爲能夠獲得縣市政府大力補助的幼保整合型認證幼兒園。

如此龐雜的資料以及對職場高度管理的要求，已經遠超出我這個「順手幼保員」的能力範圍。

在幼保工作不斷朝向複雜化、專業化發展的背景下，我接任園長後，突然必須面對這種「試煉」。副園長拿了一份判決書給我看，告訴我：

「假如判斷錯誤，就是這種下場喔！」

那份判決書記載，某位園長因爲一時的判斷錯誤，導致幼兒死亡，被判處數千萬台幣的損害賠償。副園長給我看這份判決書的用意是想讓我明白，幼保現場一點都不輕鬆，希望我繃緊神經小心行事。

儘管副園長用心良苦，但他這番話不僅讓我正襟危坐，甚至緊張到彷彿被掐住脖子般喘不過氣。我開始戰戰兢兢工作，在職場上不苟言笑，總是皺著眉頭。根本沒有多餘心力以牧師的身分傾聽信徒的談話和禱告。

讀者們可能感到疑惑，當時的我就算忙於幼稚園工作，身爲被派任到教會的牧師，怎麼連禱告都無法進行？關於這一點，即便是不清楚基督教的人，只要想想僧侶的日常就能明白了。

僧侶遠離世俗生活，全心全意投入祈禱。神職人員雖然不至於做到僧侶的程度，首要任務也是專心禱告，必須爲此騰出充足的時間和身心精力。牧師也一樣，禱告之外，若行有餘力，便與信徒談話，傾聽他們的苦惱。然而當時的我承受太多壓力，渾身僵硬，被繁忙工作壓得快窒息瀕臨爆發邊緣。

於是，不斷被抑制的壓力，終於爆發了。

那一天，我大聲責罵副園長。事發原因已經想不起來了。爆發前的記憶全部一片空白，只記得大聲罵人。我感覺血液衝上腦袋，甚至快要衝出腦殼，不顧一切地大吼大叫。

「我們好好談一談！」

副園長在我的背後喊著時，我已衝出辦公室。

我橫越過草地，把自己關進牧師館，再跑進書房關上拉門，整個人呈大字型癱在地上。妻子察覺我的異樣，害怕地悄悄打開書房的拉門呼喚我。

「欸～」

「好想死，撐不下去了！」

我雖然這麼說，實際上並非眞的想死。而是「算了，去死吧！」的感覺。就像死期迫在眉睫，眼看著步步逼近，乾脆先上吊。這一連串念頭沒有讓我感到一絲異樣或恐懼。反正這輩子已經活夠了。那就，去死吧。這樣也好。

妻子說：

「去住院吧？再這樣下去你眞的會死。你已經盡力了！」

妻子的臉因爲哭泣而皺成一團。她發自內心的這句話，讓我覺得很溫暖。但我一點都不想住院。確實，我認知到自己產生無法依靠自力康復的人際障礙。一旦住院，就不是反省、道歉、與他人深談能夠解決的，而會被當成需要治療的病人。也就是說，我實在無法接受自己是個精神疾病患者、陷入精神障礙的事實。

身爲牧師，我曾有無數次前往醫院探視病患的經驗。和病床上的病患一起禱告時，感覺我與病患及上帝同在。

當我自己面臨不得不住院的時刻，才發現根本不是這麼一回事。穿著體面西裝俯視病患的臉並帶領禱告的我，以及穿著家居服或睡衣躺在床上接受祈禱的病患，兩者之間存在巨大鴻溝。

我戴著牧師的面具去面對他人。這種行爲不能說是錯的，而是投入工作與角色（面具）之中。然而，缺乏認知到彼此之間存在鴻溝的自覺，自認爲「我們融爲一體，一起禱告」，只不過是自己的錯覺罷了。對方根本不這麼想，只有我自己一個人自以爲是。這樣的想法根本與勵志情色片＊無異，不是嗎？

由於丈夫丕變而陷入焦慮的妻子，在醫師建議下前往開放式病房住院十天。我原本就抗拒，所以沒打算一起住院，而是連著幾天都去醫院探視妻子。大約過了五天，妻子被允許外出。

我們一起走下醫院前的石階，沿著一片廣大的河床散步。我看著妻子把住院的日子當成日常生活一般談笑：「醫院伙食讓我的皮膚變美了！」連帶我的情緒也在不知不覺間緩和下來——說穿了，只是無聊的自尊心作祟罷了。總是支持我、爲我設想的妻子，其實一直都比我更早踏出那一步。我和妻子約定好，等她出院以後，就換我住院。

住進封閉式病房

我鼓起勇氣向主治醫師表達希望住院的意願，醫師說：

「我準備安排您入住封閉式病房。」

「咦！封閉式……病房？不是入住開放式病房嗎？」

醫師深深嘆了一口氣，繼續說：

「牧師您果然對自己的發病程度完全沒自覺啊！這一次，雖然只是大聲怒罵他人，但已經具有暴力傾向。下次恐怕會出現肢體暴力，而被依法強制就醫。況且，您施暴的對象並不僅限於副園長。您在家時，尊夫人有地方逃嗎？」

主治醫師因爲我的牧師職銜而對我使用尊稱。但這份尊稱，更加突顯了我生病的事實。

封閉式病房。我應該做得到吧！

老實說，聽到醫師的提議，我對於封閉式病房是心懷恐懼的。彷彿身爲精神疾病患者或精神障礙當事人，面對眾人的歧視與指責完全無法辯駁。除此之外，一想到自己要和「那些人」一起住院，就覺得好恐怖。

最關鍵的一點是，妻子入住的「開放式」病房，與我即將入住的封閉式病房不一樣。這才是讓我最焦慮的原因。

不僅這間醫院，我還曾以牧師的身分去過許多封閉式病房探望或慰問病患。封閉式病房，顧名思義就是封閉病房入口，是一棟上鎖的醫療建築。想要探視的訪客必須在病房外透過對講機請工作人員幫忙解鎖。住院的病患當然也必須取得醫師或護理師的許可才能外出。這與病患和訪客於固定時間內自由進出的開放式病房完全不同。這種醫院在我看來，護理師掏出鑰匙打開兩扇房門的樣子跟監獄沒啥差別，實在令我無法接受。

然而，我似乎也沒有其他選擇。主治醫師擔心我可能會殺了妻子之後再自殺。

我只好硬著頭皮回答：

「我知道了，我願意入住封閉式病房。」

此刻，我穿著一整套休閒服抵達醫院。今後有一段時間，「我」暫時不能自主行爲。面對各種同意書，都得由妻子代替我簽名。對了，我以前曾爲住院的信徒擔任過保證人，幫忙簽署文件。這次輪到我需要保證人，想想還眞難堪。不對，是覺得這件事「難堪」的我，有夠難堪。

不會有人因爲精神障礙而歧視你，只不過是身體稍微不舒服，誰都有過住院的經驗——無論再怎麼自我安慰，還是說服不了我自己。我遵守醫院規定，抽出鞋帶，拔掉休閒褲的鈕釦。各種鈕釦一律禁止帶進醫院。我得在腰間抓著褲子才不至於走光。接著雙手舉高，讓護理師檢查身體。護理師在我全身各處輕輕拍打，確認我沒有攜帶任何剪刀、小刀、針頭等刀具或尖銳物品。

我想起以前看過的電影片段。儘管我不記得電影的片名和劇情，唯獨這一幕印象鮮明。一位將軍以叛國罪名被逮捕。憲兵從這位站得筆直的將軍身上，一枚一枚地拔下他的肩章與各種勳章，最後拔掉了靴子上的鈕釦。將軍在鈕釦被拔掉時掉下眼淚。

大門伴隨厚重的聲音關上，我被引入病房中。在我的背後，另一扇厚重的門旋即被關上。只有護理師能開啓這兩扇門。其實沒必要這樣嚴陣以待吧？我才不會逃走呢！說到逃走啊……我忍不住悄聲啜泣。

＊勵志情色片（inspiration porn）：語出身障人權家史黛拉．楊，原意是人們對身障者的要求彷彿只要活著就很厲害，就値得被稱頌，但其實這樣的態度對身障者很諷刺，不過是從身障的一面來看待他們罷了。人們藉由一位失去雙臂的小女孩用嘴叼著筆畫畫、一個裝著碳纖維義肢的跑者……諸如此類的勵志情色片，物化了身障者以滿足非身障者的利益。這些圖片或影片存在的目的只是作爲鼓舞、激勵非身障者的工具，以慶幸自己的情況還不算糟。

第一章

牧師成了病患

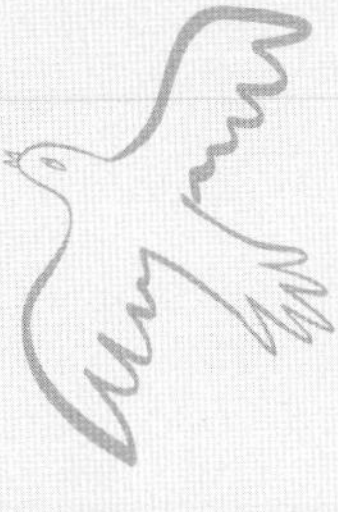

四張床，兩位病友

在護理師的提醒下，我帶著臉盆、牙刷、漱口杯、毛巾、肥皂以及簡單的換洗衣物前往病房。醫院大樓的門一直都是上鎖的，只能由護理師開啓；另一方面，病患無法擅自關閉房間的門，必須一直開著門，讓護理師隨時看見房間內的景象。

房間裡有窗戶，沒有加裝鐵窗，只能開啓一點縫隙，無法全部打開。

房間裡有四張床，除了我之外，還有兩位病患。一位是年約八十歲的老者，坐在床上曲著膝，安靜地看著我。我向他打招呼，他維持坐在床上的姿勢，默默地點個頭。

另一位是十幾歲的少年。問了年齡，得知他才十六歲。

「初次見面，我叫馬列。你是第一次住院嗎？有什麼問題都可以跟我說，我會幫你喔！」

我立刻和這位看起來非常友善的少年打成一片。順帶一提，住院幾天後，我的肥皂不見了。

「啊，不可以把肥皂放在其他人看得見的地方喔！」

馬列如此告誡我。

一連串的震驚

印象中是住院的第一天。距離晚餐還有一點時間。我無所事事，就去餐廳看電視。有位坐輪椅的男子正在喊叫。聽不出來他喊什麼，只聽得見「啊啊，喔喔」的聲音。輪椅旁邊站著一位強壯的男護理師，從容不迫地伸手打了病患的頭。緊接著，這隻手抓著病患的頭去撞牆。

咚！傳出一記悶重的聲音。我深刻記得看見這一幕時的強烈心跳，於是告知主治醫師這件事。主治醫師又告訴院長。幾天後，護理師一臉誠懇地對我說：「哎呀，我可沒有暴力對待病患的企圖喔！」他的笑容和過於誠懇的表情，在我眼裡變得更恐怖了。他心裡可能想著：「這傢伙就愛亂告狀！」我才初來乍到就立刻給自己樹敵。

我穿越走廊時，聽到有人不停咳嗽。那個人還好嗎？接受診療時，我詢問主治醫師：「這裡好像有人一直咳個不停？」他嘆了一口氣說：

「您住院之前，這裡曾流行過一波肺結核。」

流行過肺結核。電視劇曾經演過，日本在十九世紀中到二十世紀初出現過肺結核患者。但，這種事只在電視劇看過。這裡曾流行過肺結核？在收治需要長期照顧的病人，尤其是結核病的療養院（Sanitarium）裡傳出肺結核，眞是太不小心了——我彷彿成了玩弄文字遊戲吐槽的文學家。

那位病患應該已經治好肺結核，卻依舊咳不停。精神科有許多酒精成癮等身體虛弱的人住院，這些人很容易感染肺結核。

雖然最近爲了對抗新冠肺炎病毒，非常重視預防傳染的衛生管理，但對於症狀因人而異的精神科病患而言，很難做到勤洗手和嚴格消毒。因此，截至二十世紀初流行的肺結核才會出現在這時候（當然，醫院也很努力實施預防傳染的各種對策）。

我的第一頓醫院伙食，從晚餐開始。配膳車送來餐點，病患紛紛在餐車前排隊。病患們偷瞄前面的人手裡的餐盤，神經兮兮地比較自己的餐點比其他人更多或更少。過了幾天後，我發現護理師們的口頭禪是：「每個人都一樣啦！」

我們排隊領完餐點後，找位子坐下。每個人的座位都是固定的，不能隨意換位子。我和同房的少年與老者以及其他幾個人坐在同一張餐桌。

病患基本上不能私下交談。用餐時間很短，根本沒空聊天。護理師挑選一位代表喊出：「我開動了！」我們跟著說：「我開動了！」並開始用餐。

當我拿起筷子時，眼前的老者突然「咳——呸！」朝自己的碗裡吐痰。無意間看到這一幕的我，瞬間喪失食欲。不行！在這裡不能隨意吃零食。若此時不吃，就要餓肚子到明天早上，根本受不了。不要再想了！我只能強迫自己把食物塞進嘴裡，完全不記得是什麼味道。

廁所的規則

醫院的廁所沒有提供衛生紙。得去一樓商店購買如廁用的衛生草紙，再拿回病房。而且病患只能在護理師的帶領下去商店買，所以不一定能在快用完時先去買來備用。過去醫院廁所也提供衛生紙，但因爲發生被病患吃下肚的事件，自此就全部撤除了。

雖然沒有捲筒式衛生紙，但是有一種我第一次見到的衛生草紙。衛生草紙也裁切成單張，但跟面紙不一樣。這種草紙很大張，可以直接丟入沖水馬桶，在商店一綑一綑販售。把衛生草紙放在床邊，上廁所時帶著必要的張數就好。剛住院時，我不知道大便一次需要幾張草紙，帶了很多進廁所，又不能把已經揉皺的草紙帶回病房，只好全都丟進馬桶裡沖掉。

同房的少年馬列是個廁所裡的擦屁股高手。當然咯，我就算跟他一起上廁所，也絕對不會偷看他大便。我之所以知道他是個高手，是因爲他帶去廁所的草紙很少張。

我花了一段時間才適應廁所的髒汙。病房廁所是坐式馬桶，可想而知坐墊一定會沾到髒東西。因此上廁所的第一件事，就是依序打開每一間廁所的門，選一個看起來最乾淨的馬桶坐下。廁所裡難免遺留之前的人沒沖掉的排泄物，還有人把尿布丟進馬桶造成堵塞。打開廁所門的一瞬間，看見從堵住馬桶的尿布裡浮現沒有消化完全的羊栖菜，讓我有段時間對羊栖菜敬謝不敏（儘管如此，肚子很餓時還是會塞一些進嘴巴裡）。到了這個地步，才終於看見清潔人員一臉不爽地來清除馬桶堵塞。

練瑜伽的大叔

某位病患一直「棲息」在廁所的洗手臺上。這裡的洗手臺配合一般人的雙手高度，搭建一座配備水龍頭的平臺。洗手臺共有三個水龍頭。沒有鏡子，以避免有人打破鏡子割傷自己。

這位病患大約五十五歲，是一位留著鬍子，皮膚有點黑的瘦大叔。他像鳥一樣蹲在洗手臺的狹窄邊緣上。彷彿一隻鯨頭鸛，保持靜止姿勢紋風不動。他發現我正一臉讚嘆地看著他，頓時驚覺自己依舊是個人類，立刻以人類的身姿跳下洗手臺，揚長而去。他的身軀宛如鳥兒一般，既靈活又能維持靜止不動。他離開以後，我嘗試模仿他的動作，膽顫心驚地踏上洗手臺。洗手臺的邊緣貼著磁磚，平整但非常狹窄，一鼓作氣站上去才發現距離地面滿高的。蹲下來以後屁股懸空，身體忍不住左搖右晃，這種姿勢根本不可能保持靜止不動。東倒西歪的我趕緊跳下來，轉身抬手碰觸洗手臺的磁磚。是了，這裡是他的巢穴，而非我的地盤。

剛住院時，雖不至於失眠，偶爾會在半夜醒來。聽見走廊傳來劈啪劈啪拖著夾腳拖走路的聲音。我起身上廁所，也來到走廊上。

是那位大叔。

他和我一樣，家居褲子上的鈕釦都被拔掉了，腰部露出一截內褲。他的家居服下襬有時會捲起來，一隻手拿著漱口杯在走廊漫步。我們一樣是走向廁所，目的卻截然不同。他用漱口杯裝水，一口氣乾杯，喝完水就回病房。儘管我上完廁所後能馬上再度入睡，但在我睡著之前，還是聽到了他的腳步聲。白天時，他也會拿著漱口杯不斷往返廁所與病房。有時護理師提醒他：「不能喝這麼多水喔！」他默默點頭，再裝滿一杯水，仰頭一飲而盡。

這位大叔讓我想起以前曾經參加過的一場葬禮。那位亡者也罹患精神障礙，喝水喝到吐也停不下來，還因爲水中毒而病倒好幾次。有段時間病情稍爲好轉，某天一如往常去工作，病情突然惡化，來不及搶救就過世了。他的親屬悲慟萬分，而「飲水過量導致死亡」的事實更讓我震驚不已。這次住院時，我向主治醫師詢問這方面的資訊，得知有些人因爲藥物副作用導致口腔難以忍受的乾渴，或對喝水這件事產生強烈執著（強迫症），而不斷重複喝水的動作。

說到強烈執著，讓我想起我父親。父親外出時，明明已經把門關好上鎖，又不停搖晃門把反覆確認；已經設定好鬧鐘，又不斷重新設定鬧鐘指針，反覆開啓鬧鐘開關。每當這種時候，他都像唸咒語似地反覆叨唸「鑰匙、鑰匙、鑰匙……」或「○點、○點、○點……」我在旁邊看著，一邊想著是有什麼好擔心的啊。

反觀我自己，小時候曾一度非常在意嘴巴裡的口水，無法忍受把口水吞下肚，好幾次直接吐在路邊。在家時，就朝著庭院吐口水。

即使已長大成人，至今仍有些怪癖。走路時擔心「是否遺落某些東西？」一直回頭東張西望。襯衫堅挺的衣領摸起來觸感很好，每當我思考時，總會把衣領折過來又拗過去。雖然我和父親執著的事情不同，但在奇怪的地方卻極爲相似。這樣看來，那位像鯨頭鸛一樣蹲在洗手臺邊緣靜止不動的大叔，或許對他來說，在那種地方旁若無人地駐足，蹲屈著身體帶來的緊縮感，以及不斷喝水的強烈執著，才能讓他感到安心吧！

洗澡的規定

醫院規定每週洗澡兩次。我也花費了一段時間才適應這件事。每個人拿著臉盆、肥皂、毛巾，等待護理師一次呼喚幾個人出列。被叫到的人進入更衣室，在護理師的面前脫掉衣服。在這裡，令人難以忍受的試煉正等著我。

封閉式病房裡，平時都由健壯的男護理師看管我們。其中甚至有胸肌厚實、手臂粗壯，曾經擔任過自衛隊隊員的護理師。然而，不知爲何負責監管我們洗澡的竟然是年輕的女護理師。

老實說，我需要一段時間調適，才能毫不抗拒地在二十幾歲女性的面前脫內褲，更遑論還要在她的注視下清洗下半身。每當我的動作拖拖拉拉，就會被問候：

「沼田先生，你還沒好嗎？」我馬上想到同房的馬列，這種事對於正值青春期的少年而言，應該很難受吧！「你討厭被人看見裸體嗎？」對於我的疑問，馬列回答：「早就習慣了。」他看起來似乎不想談論這個話題。

伴隨洗澡試煉的還有另一件事——我聽到護理師們低聲談論八卦。醫院裡有一些兼職護理師。我聽到一位六十多歲的兼職護理師向年輕的護理師嚼舌根。

「那個人是牧師喔！而且跟我兒子念同一所大學欸！」

我苦悶地回想起，這位護理師曾親切地找我搭話聊天，我說了一些與自己相關的事。我一時大意，把自己的職業和畢業學校都詳細告訴她。

沒想到竟然在這種地方成爲八卦談資！

好歹在我全裸的時候，幫我用「A男」的代稱匿名一下吧！我眞的不想成爲「在陌生的女性面前脫掉內褲、清洗下半身的牧師」。

封閉式病房的各種規定 01

奉茶時間

上午七點、中午十一點、下午五點，一天三次。病患可自備茶杯裝茶。醫院提供的是非常稀薄，幾乎沒啥味道的溫麥茶。

剪髮

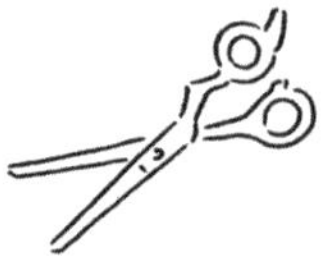

理髮師於每個月月底的星期一下午三點到來，需要的人可以在這段時間剪髮。我沒用過這項服務。想剪髮的人被分配在早餐後、上午十點左右、午餐前後等時段。

香蕉

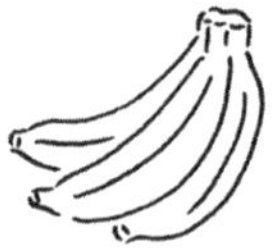

想吃香蕉的人於第一週及第三週的星期二提出申請，晚餐菜單會追加一根香蕉。

食材

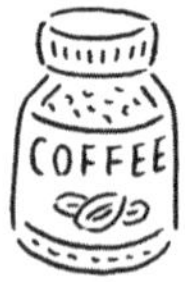

需要咖啡、粉狀奶精、砂糖、海苔、味噌、醬油、調味料的人，於每個月的第二週訂購。妻子在會面時為我帶來即溶咖啡，寄放在護理站保管。

第二章

少年們

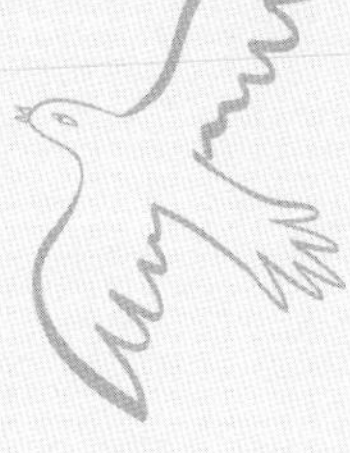

對話

我與同房的十六歲少年馬列結為好友後，也和他的朋友們熟悉起來——隔壁房的十七歲少年阿清、隔著走廊對門房間的二十一歲青年阿翔、十九歲的成熟少年阿良。他們總是聚集在我待的房間裡。

在封閉式病房裡，實在沒什麼事情可做。除了每週的職能治療、在護理師的帶領下去購物以外，基本上很閒。他們尤其愛在晚餐過後到就寢的這段時間，像是畢業旅行投宿旅館的孩子們般玩鬧，偶爾也會吵架。

馬列開始說起自己的事。

「今年春天，我從◯◯學校的國中部畢業了。今年春天進入高中部囉！」

我赫然想起，那是一間與幼稚園合作的特殊教育學校。

「我曾經以來賓的身分，被邀請去那間學校參加開學和畢業典禮。我是教會的牧師，也是幼稚園的理事長兼園長。」

「那，您不就有看到我領畢業證書的樣子！」

馬列的眼睛閃閃發光。

「有啊有啊！嘿，原來我們見過面啊！」

「這麼說來，我好像搭電梯時看過您。您穿著帥氣的西裝，有夠顯眼的！」

「嗯，我妻子之前曾住院過，我來探望過她。這次換我住院了。」

「沒想到竟然能和這個人一起住同一間房！」

「話說回來，你爲什麼住院啊？呃，我先說說我的情況吧。雖然我是教會的牧師和幼稚園園長，但是我……暴怒崩潰了。我在工作場合大聲罵人，搞得一團糟。根據智力測驗和醫師診斷結果，我可能患有發展障礙。」

「我也是。有發展障礙。我拿鐵錘毆打妹妹，在跟她搶看電視時。我非常生氣。打了妹妹之後，我拿著小刀把自己關在房間裡。我坐在床上，雙手握著小刀。期間，因爲我房間裡還有很多空氣手槍、機關槍和刀子。我氣得想要大幹一場。後來因爲爸媽報警，我就被強制住院了。啊，妹妹沒死啦！不過好像被這件事嚇得不輕……變得有點奇怪，現在在其他機構裡療養。」

馬列雲淡風輕地講述驚人的內幕，這其中的巨大落差讓我不知該做何反應。

馬列非常嚴謹地使用敬語，表情也很溫和。只是，他說話不太流利，有時會聽不太懂他在說什麼。他自己也有注意到這種情況。

「很難聽懂我說的話吧。從小學起，我就吃了很多治療發展障礙的藥，舌頭變得遲鈍。我覺得好丟臉……」

用餐完畢後，把餐盤歸還給護理師的同時，護理師會把藥物交給病患。這位少年確實要吃不少的藥。爲了確保病患一顆不剩的把藥吃完，病患必須在護理師的面前吃掉，再把舌頭伸出來讓護理師檢查。馬列也是如此。在我看來，吃藥這種小事也管得這麼嚴，實在有夠討厭。就算沒人監視，我也會吃藥啦！管東管西反而壓力更大。我初次體驗到自由是多麼沉重。

少年們對我很感興趣。我走到哪兒，他們就跟到哪兒。我身爲牧師，又身兼園長，從事的是「師字輩」的工作，可以說本來應該是他們遙不可及的。這樣的人，現在竟然和他們一樣以病患的身分住院，實在太不可思議了吧。所以，他們一有機會就找我聊天。

他們的境遇各不相同，但每位青少年都有一個共同點，就是父母數次結婚又離婚；其中甚至有人的父母離婚又再婚六次。而且每位的監護權都歸母親所有，他們所稱的父母「自始至終」，指的就是母親。

隨著母親再婚，生活環境大幅改變。阿清因爲母親再婚，而輾轉搬遷各地。他的母親總是定不下心，不斷和新的男人陷入熱戀。阿清不曾享受過一家和樂的氣氛，也不識與母親一起悠閒度日的滋味。

「我參加過棒球社，還有暴走族。」

「對啊對啊，跟我同一隊喔！」阿翔在一旁補充。他因爲車禍後遺症導致說話和走路都有困難。阿清接著說：

「我曾在兒少安置機構待過一陣子。我有幻覺和幻聽，而且越來越嚴重。牧師，您見過鬼嗎？我見過喔！房間裡浮現綠色的臉。一旦看到了，不管走到哪裡，那張臉就跟到哪裡。不知爲何一直看著我。」

馬列點頭附和：

「我一直聽到有聲音跟我說話。『殺吧！』『殺了也無所謂。』聽得超清楚的。」

他們沒興趣談論鬼故事，也不是爲了嚇唬我而故意誇大其詞。他們只是平淡地描述事實。這種平靜的語氣，反而讓我感到背脊發毛的恐懼。

「原來如此，你上學時住過安置中心，參加過棒球社，也曾加入暴走族。因爲幻聽和幻覺而住院是嗎？」

「這是原因之一啦！還有因爲割腕。對了，我想問牧師，爲什麼不能割腕？就是拿小刀用力刺手腕。」

阿清比劃著拿刀刺手腕的動作，看樣子非常熟練。

「這樣，就會流出溫暖的血。刺下去以後，覺得好放鬆。我認爲跟抽菸沒啥區別。很多人告訴我『傷害自己的身體是不對的』『要好好珍惜自己』之類的話。但是，他們並沒有告訴我爲何不能這麼做。這跟抽菸有什麼不同？牧師您了解嗎？」

我什麼都答不出來。一句話都說不出。《聖經》說：「豈不知你們是神的殿，

神的靈住在你們裡頭嗎？」（《哥林多前書》第三章第十六節）

迄今爲止，我不斷強調「自殺是不對的」「不要傷害自己」「要珍愛自己」等諸如此類的話。

然而，面對他的一番話，我啞口無言。

要珍愛自己的本質？

這些孩子們難道還不夠清楚自己的「本質」嗎？

難道我要回答他們：「《聖經》說『神的靈住在你們裡頭』，因爲身體裡住著神，所以不能傷害寶貴的自己」嗎？

此時，我才發現——對於自己是神的神殿、神的靈住在自己身體裡的這件事，我根本一無所知，也不相信。這樣的我，又怎能擺出一副高高在上的姿態，向這群少年們說教？

我只能向他們解釋，十七歲抽菸是違法行爲，「這麼做是違法的。」但，爲什麼不能傷害自己的身體呢？既然當事人表示「覺得好放鬆」，況且也不是出血量過多致死的行爲，憑什麼絕對不准做？

我只能沉默不語。阿清對於提出我無法回答的問題而感到抱歉。看樣子在這間醫院裡，「《聖經》這麼說」這種答案是完全無效的——而我似乎只能這樣回答。

愛比較的少年們

「我啊，曾經加入暴走族，後來出了車禍。背和腳都動過很多次的手術才活了下來。」

二十一歲的前暴走族阿翔掀開上衣和褲管，向我展示手術疤痕。他的平頭上也有縫合的疤痕。處處顯示他經歷多少艱辛才活下來。他走路時拖著右腳，身體傾向一邊，也有好幾隻手指麻痺。奮力說話時，口水會滴下來。有一次，阿翔的口水滴到地上，脫掉拖鞋赤腳走路的阿良不幸踩到。

「咦？怎麼濕濕的……哇！好髒啊！」

阿翔滿臉通紅，默默地走出房間。呆愣住的阿良也沒機會道歉。

阿良很文靜，對某些事情又很清醒。他悄悄告訴我：

「雖然大家都很要好，出去外面之後大概就不行了。我不想把這裡的友誼帶到醫院以外的地方。在這裡建立的交情，留在這裡就好。等我出院以後，把一切歸零，再重新交新朋友。」

阿良繼續說：

「因爲您是牧師，又身兼園長，我才告訴您。我的母親啊，她一直被人跟蹤騷擾，那傢伙總是站在我們家門口。那傢伙想辦法接近我，和我當朋友。不知何時那傢伙竟然進到我家，在我家裡安裝監視器。無論我和母親說了什麼，全都被偷聽。那傢伙還有很多手下，追著我們母子到處跑。」

「沒報警嗎？」

「報警也沒用。警察署長跟那傢伙有交情。警察藉著巡邏，也一起監視我們家。這間醫院也已經淪陷了，院長跟他們是一夥的。現在一定正在監視我們，我們的對話全被偷聽……噓！不可以大聲說話哦！」

我能理解阿良的「狀態」。

少年們經常聚在一起，同時也互相比較。馬列常跟我說：

「老實跟您說，下次診療時，我就能拿到出院許可……啊，請別告訴其他人喔！」

雖然他一副很希望我說出去的樣子，我仍舊保持沉默。實際上，我住院的這段期間，一直沒等到馬列被允許出院。馬列訴說他的夢想：

「有一間製造亞麻布的工廠。出院後我會回去念高中，畢業後我打算去那裡工作。」

馬列總有一天能夠實現夢想吧！

少年們紛紛附和：

「網路上說，坂本龍馬其實有發展障礙。」

「在藝人和運動選手當中，也是有人有發展障礙。」

「發展障礙超特別的，很多天才都這樣！」

我一邊微笑一邊點頭，感到一陣心酸。確實，眾所皆知的歷史人物或名人當中，有些人患有這種器質性障礙。然而，爲何非得是名人才行？大部分的人都無法成爲名人。首先，必須取得精神障礙者健康手冊，申請障礙基本年金，除了這些補助以外，也要嘗試從事自己能做到的工作。這才是實際可行的辦法……我猶豫是否該告訴他們這些事。

「今天的診療就能拿到出院許可啦！」

精神昂揚前往接受診療的馬列，拖著步伐回來後便倒在床上。這種時候，他通常會睡上一整天。阿良嗤笑看著躺在床上的馬列：

「那傢伙是不是跟您說『下次診療就能出院』？根本不可能啦！他每次都這麼說，眞是學不到教訓。」

到了第二天，馬列一副沒事的樣子，彷彿忘記一切似地宣稱：

「我馬上就能出院。下次診療時，就能拿到出院許可。啊，請別告訴其他人喔！」

夜幕降臨時，和少年們的對話雖然讓我困惑又驚訝，我確實也很開心。有一天，我問馬列：

「既然一直住在這裡，有人自慰嗎？」

「有啊！但我因爲藥物副作用，完全提不起性欲。」

少年們三不五時便熱烈討論戀愛話題。阿翔宣稱他和另一間醫院的護理師是情侶。馬列說他沒有性欲，卻很自豪小學五年級時，和同年級的女孩偷嘗禁果。然而幾天後，馬列向我坦承：

「那個，我說的話，是騙人的。我覺得只有自己現在『沒有女朋友』好丟臉。」

我明白了。不只馬列，其他少年說的話，可能大多是瞎掰的。女朋友在醫院外痴心等候這種話，其實流露出他們想要離開醫院，與醫院之外的其他少年們一樣擁有一段溫馨邂逅的熱切渴望。

看一頁書要花十分鐘

每位少年都稱得上是「資深前輩」。大家都有反覆出院住院，以及數次轉院的經驗。比我更習慣住院生活，也早已放棄掙扎。這群人之中，突然混進我這個異類。對他們來說不僅非常刺激，同時又很殘忍。

剛開始入住封閉式病房時，我一度無事可做。少年們有各自的職能治療，每週三和週四得下樓。我安靜等待傍晚時分少年們從治療中解脫。在等候的期間，我專心看書。我也會閱讀《聖經》，但往往讀不下去。更確切地說，我的身體抗拒基督教言論。

「爲什麼不能割腕？」我無法回答這個問題，它卻一直盤踞在我的腦海裡，導致我連《聖經》都幾乎讀不下去。我轉而投入佛教典籍、小說及哲學著作的懷抱。

我盤著腿，隨意坐在床上看書。結束職能治療歸來的少年們偷瞄我的背影。

「你一直在看書，到底在看什麼？」

「我在看《正法眼藏》。」

「這本書在說什麼？」

我糾結該如何回答。一方面，我是佛教門外漢，無法簡潔扼要地說明《正法眼藏》的深奧內容。另一方面，即使我能精確解釋，少年們根本也聽不懂。我只能苦笑著說：「呃，這是一本很深奧的佛教書籍，我也看不太懂。」

少年們更驚訝了。

「即使看不太懂也要繼續看？好厲害！」

馬列瞪大眼睛驚奇地說。

「我有一本練習冊，最近都不會寫……我會努力念書的！」

馬列把練習冊拿給我看。他已經十六歲，是特殊教育學校高中部一年級學生。然而，他的練習冊是小學五年級的程度。練習寫字的頁面字體歪歪扭扭像蚯蚓爬，有許多錯字，有些字甚至左右相反。

「你寫得很認真。自己一個人練習很難吧？我可以教你。」

從那天起，每天早上我撥出幾十分鐘，指導馬列寫國語和算數練習冊。他坐在床上，把練習冊放在床頭櫃（設置在床旁邊，收納衣服和日常用品的櫃子）上，向前彎腰，努力認眞練習寫字和計算數學題。

可能被馬列或我看書的樣子刺激到，二十一歲的前暴走族青年阿翔，也從醫院的小型圖書館借了一本書《夜巡老師》。他的臉快貼到書本上，口水沾到書頁。他把書裡的每個字都念出來，看完一頁書要花費超過十分鐘，但他依舊耗了一個多小時和這本書奮鬥。

某一次兩週一度的診療後，馬列心情低落地歸來。

「我被罵『這麼簡單的練習題都不會做』。看來我還不能出院。」

馬列非常洩氣。仔細想想，房間裡連張桌子都沒有。他只能利用床邊的床頭櫃，把練習冊放在拉出來的板子上，向前彎腰寫字。

他曾在餐廳裡寫練習冊，被年長病患怒罵「吒吒，去旁邊啦！」為此，我前往護理站。

「不好意思，我想和你們商量與我同房的馬列的事。」

「那傢伙做了什麼問題言行嗎？」

「沒有。相反的，他很努力念書學習。但環境太差了。他只能彎腰利用床邊的小櫃子，這樣也很傷眼睛。他去餐廳念書會被老先生們趕走。他現在是高中生，我認爲他有念書學習的權利。阿翔也開始想讀書了。能否爲他們準備自習的空間呢？只要一張餐廳的桌子就夠了。」

聽了我的訴求後，護理長答覆：

「這裡是醫院，不是學校。這種事情辦不到。」

就這樣，我想確保少年們學習空間的願望被毫不留情地駁回。少年們的學習動力，也從大火降爲小火，再降爲小火花般地逐漸熄滅。

尿床

少年們偶爾會尿床。他們每個人都要吃很多藥效強烈的藥。尿意無法喚醒沉睡中的人，而直接尿在床上。此時就需要換床單。假如連續好幾天尿床，或尿量太多，便會出現窗外晾著床單的景象。

「你尿床了吧！」被阿良質問的馬列氣沖沖地丟下一句「才沒有！」跑走了。

然而，那條床單正掛在距離他的房間最近的地方。

封閉式病房的護理師全是健壯的男性。病患也都是男性，因此不拘小節。

「要換床單了，尿床的傢伙站到走廊上！」

被指名的人是阿翔。他滿臉通紅，把漱口杯砸向走廊，轉身猛踢牆壁。趕來的護理師用粗壯的手臂壓制他的脖子。阿翔奮力掙扎，毫不退縮。被護理師推去撞牆的阿翔搖搖晃晃地站起身，一邊在走廊晃蕩，一邊哭喊著「把我消除掉！讓我進監護室！我想死！」

監護室是一間位於醫院地下室的房間。儘管我沒去過，但護理站的監視螢幕顯示從天花板監視器俯瞰而下的畫面。那是一間單人房，裡頭有棉被和馬桶。有人入住時，不是抱著膝蓋坐在地上，就是左右不停繞圈子。護理師會趁處理資料或喝茶的空檔，偶爾瞄一下監視螢幕。

以前曾有病患失控暴走。肌肉結實的護理師迅速壓制病患的脖子，爲他注射鎮靜劑。沒多久病患就乖乖聽話了，接著被送往監護室。那位病患全程呼呼大睡，當事人表示「一覺醒來已經是三天後」。

「美」說的是什麼？

住院兩週後，我習慣了院內的生活作息。每天與少年們一起確認貼在牆上的菜單，「今天有漢堡！」一同分享小確幸。

然而一到傍晚，心情就開始低落。住院生活還要持續下去。主治醫師說最少住院三個月，這是最底線，他還暗示了延長住院時間的可能性很高。

我看著窗外，腦袋放空。在夕陽的襯托下，宛如皮影戲般的群山美極了。群山前方，有一大片流露出當地樸實生活人煙的房舍。寬廣的建築一棟接著一棟，住著許多人。兩週前的我，亦是其中一員。我是住在那兒的「體面人士」。如今只能隔著窗戶眺望這幅景象。這扇窗戶上了鎖，無法完全打開把臉伸出去。現在連走到這片玻璃之外都辦不到。自由的時候，視這片景象爲理所當然，從來不曾留意過。每一天，腦袋裡只容得下明天預計要進行哪些工作。

我一邊眺望夕陽，一邊想著這些事，心底浮現焦躁。不知道什麼時候，老是跟著我打轉的少年們從我身後冒了出來。他們一下看著窗外，一下又看著眺望窗外的我。馬列開口：

「您在看什麼？」

「看夕陽。我覺得很美。」

馬列聽了有點驚訝。

「『美』，那是什麼意思？」

我從窗外收回視線，轉頭看向他的臉。他們看著我，彷彿在看一種奇怪的生物。我大概也以同樣的表情回望他們。這瞬間，我們在對方的眼裡都成了一種未知的存在。

「呃，該怎麼說咧……你們不覺得外面的景象很美嗎？」

他們彼此對視一下，歪著頭。阿清回答：

「不知道。『美』是什麼意思？」

他們的身邊從來沒有一起讚嘆「夕陽眞美」的父母或朋友。就算不是夕陽，花朵也好，眼前可愛的孩子也罷，總之從出生起，從來沒有人教導過他們「美」是什麼。

對「美」的感知並非與生俱來的情緒。必須藉由和其他人一同讚嘆「眞美啊！」的體驗而習得。換句話說，從來不曾體驗過「美」的人，正站在我的眼前。

我該怎麼向他們解釋「美」是什麼意思才好呢？

對「美」的感知，誰能具體解釋這種抽象體驗啊？

「總有一天你們會懂的。」

我收回望向他們的目光，只能如此回答。

封閉式病房的各種規定 02

到商店購物

每週二下午兩點，病患分成幾個小組，依序搭電梯下樓，到一樓的商店買零食。買來的東西必須寄放在護理站。我買了「名糖」的字母巧克力。

咖啡時光

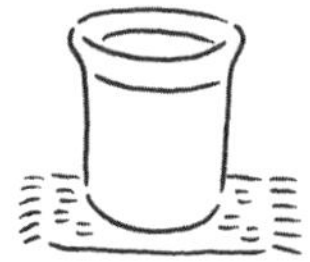

每天上午十點和下午三點。有些人會喝由醫院提供、裝在大茶壺裡的麥茶。為了避免燙傷病患，泡咖啡的水是溫的。擔心病患亂丟並打破馬克杯造成危險，只能用漱口杯喝咖啡。

點心

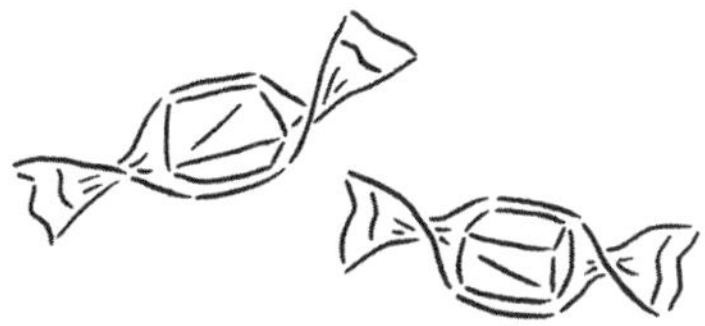

每週二和週五下午三點。護理師根據病患要求的數量，發放從商店購買的點心。要求過量會被拒絕。我每次都要求兩顆巧克力。喝著漱口杯裡的咖啡，搭配兩顆巧克力，是最幸福的時光。

第三章

十字架

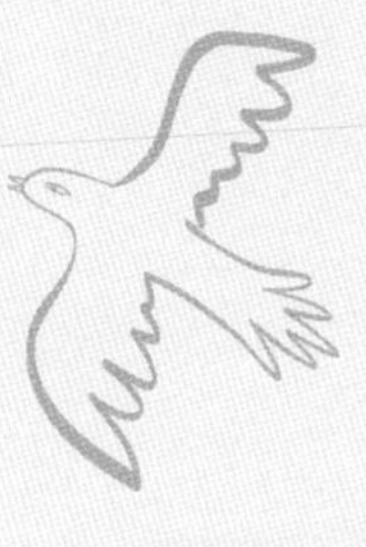

上了年紀的病患

前面的章節介紹我在封閉式病房認識的幾位年輕人。我身為牧師，曾多次探訪在精神科病房住院的病患。我不曾在醫院裡見過未成年患者。那裡的年輕人，起碼都是二十五歲至三十歲。因此當我住院時，發現同房的少年只有十六歲，他的身邊亦是十幾歲和二十歲的年輕人，著實令我大吃一驚。

儘管如此，男性住院病患之中，絕大多數是大叔與老伯。即便有幾乎臥床不起的年長者和失智患者住在其他病房，但我所在的封閉式病房，大部分患者為六十歲以上的人。與這些上了年紀的人相處，讓我印象深刻。

刺青的老伯

有一位大約六十五歲的老伯，少年們稱呼他「老大」。他穿著短袖上衣，脖子和手臂有很壯觀的刺青。他是個非常穩重的人，無法想像他患有嚴重到需要入住封閉式病房的精神疾病。

我不是醫生，他一定有著我無法理解的隱情。一開始我覺得他的刺青和繃著一張臉很可怕而不敢靠近。

這位老伯總是拿著電視遙控器。他皺著眉頭，渾身散發威嚴的氣場，沉穩地坐在餐廳裡的「專屬座位」。白天看各式各樣的談話性節目和電影，晚上看歌唱節目。我對演歌完全沒興趣，原本想在餐廳放鬆一下，一聽到電視傳來演歌的歌聲，頓時覺得鬱悶不已。我偶爾也想看不同的節目，但老伯的身邊圍繞一群和他年紀差不多的男人一起觀看歌唱節目。我實在沒有勇氣提出「我想看其他節目」。

有一天，我見識到老伯出人意料的另一面。馬列撒嬌地說：「今天有我想看的節目。」

刺青老伯的表情融化了，「喔，好啊！」毫不在意地把電視遙控器交給少年們，一臉慈愛地和他們一起觀看流行偶像歌唱節目。

剛住院時，原本讓我鬱悶不已的演歌節目，現在徹底成爲晚上就寢前的日常景象。我已對演歌節目不爲所動，可以自在地寫作或看書。

我從書本中抬起頭，望向電視。螢幕中出現美空雲雀吟唱《悲傷的酒》，老伯們目不轉睛地盯著她。餐廳裡迴盪著美空雲雀的低沉嗓音。

這首歌蘊含「生活情境」。舉例來說，饒舌歌曲顯露出歌手的生活情境（貧民窟和貧窮困境），與聆聽者的生活產生共鳴，進而感動人心。演歌就是這群刺青男子的饒舌歌。

此刻我終於明白「苦澀」的意義。演歌充滿了苦澀（嚴格來說，《悲傷的酒》或許不能稱作演歌）。也不對，更確切地說，聆聽演歌的老伯們的背影充滿了苦澀。在這裡的每位老伯皆已嘗盡人生的酸甜苦辣，最終輾轉來到此處落腳。沒有人喜歡孤單地穿著睡衣，在這兒的餐廳裡消磨時間。這群老伯雖然偶爾一起談笑，但大多僅止於寒暄，甚少進一步對話。每個人都懷揣著孤獨，沉默地聽著歌。精神科病房裡不能喝酒，《悲傷的酒》低沉又灰暗的旋律卻與這裡的景象十分契合。對美空雲雀和其他歌手吟唱演歌毫無興趣的我，從那天之後，也開始和老伯們一起聆聽演歌。

電視螢幕裡面的美空雲雀應該比我年輕，卻和老伯們一樣，看起來比我更年長滄桑。

風流的老伯

有一位頭頂光禿禿的矮個子老伯，曾在旅館擔任廚師。我坐在他身邊聽演歌時，他問我：

「你曾經一邊游泳一邊做愛嗎？有夠爽的！我玩過各種性愛花招，知道這樣眞帶勁。在夜晚的海裡，看著岸上的燈火，一邊直立游泳一邊抽插女伴。」

「這樣亂來，不會溺水嗎？」

「才沒有亂來呢！女伴也同意這樣玩。一片漆黑的大海，搭配街上閃爍的燈光，一邊游泳一邊抱女人，實在太讚啦！」老伯壞笑著說。

老伯講述風流韻事時，氣勢十足又節奏明快。從他的年齡推測，這則故事應該發生在二十世紀中期到末期左右。老伯的故事為無聊的住院生活注入一抹鮮豔色彩。他開始講述與諸多女伴的經歷——年輕有威嚴的女人、穩重又文靜的女人……他真的那麼受女人歡迎嗎？說不定是誇大其詞。不過是真是假都無所謂啦！

「我有酒癮，怎樣都戒不掉酒，所以千里迢迢來到這兒。不知道我能不能出去，還是會死在這裡。不過，我很幸福喔！兒子繼承我的手藝，已經是大廚了。他在城裡的餐廳工作，應該快要來探望我囉。兒子是我的驕傲！」

我微笑著點頭。據我所知，根本沒有人來探望這位老伯。

這間醫院裡，護理師會通知「○○先生，有人來探望你了！」我住院期間，從來沒看過護理師通知他有訪客。不只是他，這裡的老伯似乎全都無人探訪。我也不知道醫院窗外的廣闊街道上，是否真的住著他的兒子。或許和夜晚的大海一樣，都住在他的夢裡吧？

出院無期的山下先生和竹野先生

我住院的第一天，除了馬列以外，還有一個人向我詳細介紹生活規定，那就是山下先生。他看起來也差不多六十幾歲左右。他遞給我一張活頁紙，上面手寫著非常詳盡的病房一日作息。

馬列事後告訴我，他已經住院超過二十年，熟知這裡的一切。病房內禁止持有任何尖銳物品，就連電動刮鬍刀也要向護理師交涉半天才能拿到手。但山下先生深得護理師們的信任，他負責拿著電剪，在病房走廊上為少年們剃頭。阿翔身上罩著理髮斗篷，宛如晴天娃娃的模樣令他害羞不已。馬列在一旁笑著看他。嚴肅緊張的住院生活裡，這是我記憶中最悠閒的時光之一。

山下先生和看似與他差不多年紀的竹野先生是好朋友。竹野先生視文靜又穩重的山下先生為大哥，是個有點愛撒嬌的老伯。兩人稱呼彼此「小竹」和「小山」，會一起吃點心。尤其小竹非常仰慕小山，兩人待在一起時總是笑容滿面。作為大哥的小山，則安靜地微笑。

某天，馬列告訴我一件事，讓我大吃一驚。

「咦？你剛剛說什麼？」

「五十年喔！竹野先生已經住院超過五十年了。」

「他何時能出院？」

「大概不可能了吧！」

我問護理師，竹野先生是否眞的住院超過半個世紀。他回答：

「你聽過社會性住院嗎？那個人沒有能夠照顧他的家人或親戚，只能住在這裡。」

說到半個世紀之前，也就是舉辦一九六四年東京奧運的年代。假如他現在出院，應該不知道捷運站的自動收票閘門和銀行的ATM是什麼東西吧！簡直就是浦島太郎。老實說，若眞的有浦島太郎這個人，也比住在這裡好多了。四十多歲的我，完全無法想像五十年有多麼漫長。我出生之前，他已經在這裡住院了。他對於住院期間的記憶，比我人生的全部記憶更長久……

這麼說來，我準備住院時，電梯門一打開，我正要踏進去的那一刻，看見運送遺體的擔架被推出來，嚇了我一跳。那位亡者在這裡住了幾年呢？是否像山下先生和竹野先生般，在這裡住了二十年、三十年、五十年之後，迎來人生的終點。電影《羅丹與卡蜜兒》的結局字幕敘述，卡蜜兒被羅丹拋棄而精神異常，後半輩子都在精神病院度過，最後在那裡過世。這是二十世紀初期的故事。同樣的情節，是否也在現代的此時此地上演呢？

有一天，護理師通知山下先生：

「山下先生，請你打包行李，搬去開放式病房。」

能夠從封閉式病房搬去開放式病房，代表接下來就能出院了。少年們一邊質疑這到底是眞是假，一邊相互比較。

「我也馬上要搬去開放式病房啦！」

在封閉式病房病患的眼中，開放式病房宛如遙不可及的高級住宅區。搬去那裡可說是光榮升遷。從來沒有人直接從封閉式病房出院。轉移至開放式病房，意味著出院這件事變成具體可行的現實。

儘管如此，大家一起歡送山下先生離開時，他卻走得不情不願。他獨自踏出門的身影，彷彿散發出濃烈倖存者的愧疚感。從居住超過二十年的地方，僅僅往上搬遷一層樓，是什麼心情呢？對他而言，或許猶如航向遠方那般沉重。

伴隨這一幕的，還有可憐兮兮的竹野先生。他一臉震驚地望著山下先生。無力地和山下先生握手後，被單獨留下的竹野先生頹然坐在走廊地板上。

那天之後，竹野先生再也沒有開口說話。我向他打招呼，他也不願意看著我。他老是望著虛空，發出意義不明的吼聲或嚎叫。

老實說，病患搬去開放式病房是件好事。山下先生在封閉式病房待了二十年，總算能搬過去了。沒有人能評斷這二十年有多麼沉重。然而，被留下來的竹野先生失去了朋友，失去了僅此一人的「社會」。失去了「社會」的他，也喪失了說話的能力。「社會」隨著山下先生的離去而消失，對於在此生活超過半個世紀的竹野先生來說，無論是我或是其他任何人，都如同慘白的牆壁和床鋪一般，只是一道無言的景象。

好友毫無預警地離開，竹野先生頓時失去了說話、亦即「社會」的根基。

我後來才知道，搬去開放式病房的山下先生過得非常悠哉。我在封閉式病房住了兩個月後，終於獲准搬去開放式病房，遇見了山下先生。看到他正與人談笑風生。

某一天，山下先生被護理師叫出去。我與妻子在護理站會面，聽到了山下先生的談話。社工也在場，告知山下先生「可以出院了」。他們以平淡的口氣，向呆立的山下先生講解出院手續，要求他在月底之前提交緊急連絡人和願意收留他的去處。

「你和家人的關係如何？」

「呃……不太好……」

「那就請你聯絡其他合適的人。」

這些人根本不存在吧！要不然山下先生也不至於——不對，應該說不得不住院二十年。此時我想起電影《刺激一九九五》當中，坐牢五十年突然被告知假釋出獄的犯人布魯克斯。我不禁聯想到他的痛苦。

坐輪椅的青年

喪失言語、只會嚎叫的竹野先生的斜前方，有一位坐輪椅的青年正眺望著虛空。我在〈第一章〉介紹過，他大吼大叫，被手臂粗壯的男護理師抓著頭去撞牆。住院第一天看見這一幕，讓我對於接下來的日子都要住在這種地方感到更不情願。我並非出於打抱不平的氣憤，而是診療時和主治醫師閒聊才提到這件事。

隔天，這裡的暴力行爲全部絕跡了。護理師對我的態度變得更加討好。看樣子主治醫師向上級報告，醫院內部爲此開了檢討會。在我看來，護理師們的討好令人不適，我能感受到他們友善的外表下隱藏的敵意，著實吃不消。他們或許覺得我是一個陰沉又愛告狀的抓耙子。

這位青年曾失控暴走過，他的手腳都被白色皮帶綁在輪椅上。然而，所謂失控暴走，似乎只是他無法掌控好走路的動作罷了。

主治醫師向我坦承，這位青年剛住院時還能說話和行走。他的主治醫師持續開給他具有強烈鎮靜效果的藥物，才變成這副模樣。如今他的視線飄忽不定，也無法與人溝通。

原本還能說話和行走的青年，現在如同一截枯木，手腳都被束縛在輪椅上——

精神科醫院難道不是爲了治療精神疾病、爲精神障礙患者提供協助的機構嗎？怎麼會發生住院之後，不僅沒有改善，反而喪失原本正常說話和行走的能力？嗯，眼前的青年就是一個例子。事實上，我正目睹另一個例子的事發經過。住院超過半個世紀的竹野先生被奪去好友之後，失去言語和笑容，變得只會坐在地上嚎叫。其他人或許也有相同經歷。那位完全不說話、像鯨頭鸛一樣蹲在洗手臺上的大叔，說不定剛住院時還會唱饒舌歌呢！

就寢前，我們都在餐廳看電視。偶爾那位青年被護理師強制壓在床上，連人帶床被推到餐廳。宛如枯木的手腳，果然依舊被綁在床上。護理師說：

「同房的病患抱怨：『這傢伙亂吼亂叫吵死人了！』今晚他就在這裡睡覺。」

護理師熟練地在他的右手腕綁上止血帶，注射安眠藥，一邊測量脈搏，一邊觀察他的情況。我們在一旁緊張地吞口水，瞪著護理師和青年。過了一陣子，原本還在大叫的青年喊叫聲變得斷斷續續，逐漸減弱，沒多久便不再鬧了。瘦弱枯萎的四肢被束縛，意識逐漸渙散的青年只剩下一臉恍惚的表情。

十字架。

這就是耶穌基督被釘在十字架上的聖畫像。心臟還在跳動，流出溫熱血液的聖畫像。祂被束縛在這裡，才能讓「體面」的人們獨占這個世界。祂的犧牲換來世間的「體面」。

想不到，我竟然在此時此地才領悟到，耶穌基督背負十字架爲世人贖罪的教義是多麼的殘酷。耶穌基督承擔莫須有罪名，被人類的暴力本性釘在十字架上而犧牲。後世人們把祂在十字架上的死亡，解讀成爲了贖罪而犧牲的山羊，亦即替罪羊。

如今，被束縛在床上的青年，正是爲了維護社會「體面」的替罪羊。不，不只是他。在這間醫院住院的所有人，全都爲了世間的「體面」而犧牲。

他在耶和華面前生長如嫩芽，

像根出於乾地。

他無佳形美容；
我們看見他的時候，
也無美貌使我們羨慕他。
他被藐視，被人厭棄；
多受痛苦，常經憂患。
他被藐視，
好像被人掩面不看的一樣；
我們也不尊重他。
他誠然擔當我們的憂患，
背負我們的痛苦；
我們卻以為他受責罰，
被神擊打苦待了。
（《以賽亞書》第五十三章第二至四節）

我跪在青年的床前。其他人以爲我只是想靠近一點看他。我在一股衝動之下，幾乎無意識就跪下了。明明我在日常生活中，甚至做禮拜時都不曾下跪。我彷彿看見「祂」被釘在十字架上。不知不覺間，青年安靜地睡著了。

泥水咖啡

每週二和週五下午三點，是病房的點心時間。每週二下午兩點，病患們在護理師的帶領下，搭乘電梯前往一樓商店。我們購買各自喜歡的點心和飲料，再返回病房，把東西交給護理站保管。等到了點心時間，護理師再發給病患們。

點心時間一到，護理師們從茶水間裡出來。我們排好隊，依序走向護理師。平時的護理師都是健壯的男性，不知爲何點心時間和洗澡一樣，都由女性護理師負責。

「你要幾顆巧克力？」

「請給我兩顆。還有，我想喝咖啡。」

我買了一袋一口大小的巧克力和即溶咖啡。護理師把罐裝咖啡粉拿給我，我舀了一匙到漱口杯裡。這裡不允許使用馬克杯和玻璃製品，以免病患打破杯子傷害自己或其他人。

端起漱口杯啜飲，讓我想起牙膏的味道。爲了病患的安全起見，泡咖啡的水是和洗澡時差不多的溫水。這杯咖啡完全沒有蒸氣，表面浮著一層泡泡。跟小朋友在幼稚園的沙坑裡，用塑膠杯子舀起一杯泥水宣稱「這是咖啡！」一模一樣。

一言難盡的泥水咖啡。儘管如此，一邊眺望窗外的景色，一邊啜飲泥水的時光，卻是一整天讓我感到最幸福的時刻。

前少年A

我和馬列一起喝咖啡、看電視。從談話性節目得知，《絕歌》這本書出版上市了。當年在神戶犯下連續兒童殺傷事件的前少年A如今已三十多歲，他把自己的經歷和想法集結成冊。節目裡的評論員義憤填膺地指責：「他完全沒有反省！」我看著電視螢幕，一邊注意身旁馬列的動靜，心想——

他不是**沒有**反省，而是**無法**反省。

馬列一如往常緊盯著電視。

我想起幾天前和馬列的互動。他幫我整理床鋪，眞的是一位非常細心的溫柔少年。他悄聲地說：

「爲什麼不能殺人？不管再怎麼解釋，我還是不懂。」

他非常自然地說出這句話。就像青春期的孩子說「爲什麼一定要遵守校規？」只不過內容再勁爆一點罷了。我知道，他不是想要探討哲學問題。假如有個殺人的好理由，他會毫不猶豫地動手。

馬列拿鐵錘打妹妹，父母報警，他被強制住院。他無法理解爲什麼拿鐵錘毆打家人的行爲是「不對的」。

即使不斷做錯練習題，依舊拚命學習；把自己打理好的同時，也會關注我的情況，馬列就是這樣老實又認眞的少年。然而，他不懂爲什麼不能殺人。和拿著小刀刺向自己手腕的阿清質問「爲什麼不能傷害自己？」一樣，我也無法回答馬列的問題。即便我費盡唇舌，馬列大概只會覺得：「哦，你是這麼想的呀！」

我們理所當然說出「反省」這個詞。傷害某個人之後，後悔做出傷人的行爲。假如不知反省，也不感到後悔，代表認爲自己的所作所爲是對的。堅信憎恨對方、並進一步傷害憎恨對象的行爲一點也沒錯。

馬列並非如此。他不恨妹妹。

當時馬列和妹妹各自有想看的電視節目，兄妹之間產生一點爭執。一般人十六歲時已經能考慮到，假如兄妹吵架時拿鐵錘毆打妹妹的頭，會發生什麼後果。尤其平時不討厭妹妹，更不會這麼做。但，馬列動手了。

無論周遭的人再怎麼告誡，他依舊無法感知自己差點奪走妹妹性命的行爲有多嚴重。馬列認爲：「不，我沒錯。讓這傢伙吃點苦頭是對的。」絲毫不見他有任何掙扎反駁的意圖。我感覺，他根本無法理解「這樣是不對的」是什麼意思。踩死眼前的螞蟻，和殺人有什麼區別？以往這種哲學般的疑問，一般人的反應通常是「討論這種沒道理的事很無聊！」而不想繼續深談。但，馬列回答了。並且以非常紳士的態度，對我滿懷敬意地說：

「人類和動物、昆蟲沒有什麼不同。爲什麼只有人類不能殺呢？」

我不是爲前少年A辯解，也不想評斷馬列的罪行。他的妹妹過得很辛苦，但現在很安全。說不定「拿鐵錘毆打妹妹」的說詞並非事實，一切都是他的幻想。可能的話，我很想這麼相信。

話說回來，馬列確實做出會被強制住院的事，不太可能是他瞎掰的。我有個和危險只有一線之隔的想法，卻是我的眞實感受——世界上，或許有人因爲器質性原因導致無法理解「不能傷害他人」，因此無法教化。面對這些人，除了電視上的評論員義憤塡膺地指責「他完全沒有反省！」以外，應該採取完全不同的全新角度去對待他們。

我很明白，面對眼前的少年，我內心的小小正義感一句話也說不出來。從我這個非專業人士的角度來看，因爲他很危險，就剝奪他的學習機會，把他關在這間封閉式病房的做法，亦非正確判斷。

無法獨處的壓力

住院兩個月後，我的壓力累積到了極限。這間不怎麼寬敞的病房裡，從早到晚不停和少年們近距離接觸，成爲我的痛苦來源。

沒有願意認眞對待他們的父母，當然父母也各自有無法關愛他們的理由。我擔任幼稚園園長後才知道，不要以爲父母會理所當然養育孩子。父母也需要支援。認爲自己無能爲力的父母，在各自的決定下，把親生孩子送進封閉式病房。有些父母偶爾會來探望，有些則從沒見過。

少年們的複雜背景導致這種情況。與他們父母同輩的我，走到哪裡他們就跟到哪裡。就算我想安靜看書，他們依舊不管不顧地和我說話。無論上廁所、去餐廳、眺望窗外，他們都要跟著我、和我說話。不僅希望我聽他們說話，更因爲我的聆聽讓他們開心不已。他們用這種形式展現周遭大人從來不曾傾聽他們說話的悲傷。

儘管如此，我到底不是他們的父母；即便是他們的父母，面對這種情況也太辛苦了。沒想到，完全沒有自己獨處的時間竟是一件如此煎熬的事。

一開始，我以包容的心情，盡量友善地對待少年們。過了一陣子之後，我越來越惡劣地不理他們。偶爾直接表明「不好意思，我想自己一個人靜一靜」。即使做到這種地步，馬列依舊緊跟著我。與其他少年不同，馬列幾乎無法察覺我的情緒。他的臉上幾乎不會流露任何情緒，也無法理解我的表情代表什麼意思。

現在回想起來，我實在不想說馬列「糾纏」我。護理師只在工作時，與他進行最低必要限度的交談。馬列的主治醫師只在診療時和他說話，話題全都與他的症狀有關。

我曾帶著馬列去護理站，請社工聽他說話。社工嘴上說著「好的好的好的」，卻抓著馬列的肩膀把他轉了半圈趕出護理站。

不能憑藉「我不懂爲什麼不能殺人」這個問題，就判定他沒有感情。相反的，身邊所有大人全都說：「總之就是不能殺人！」讓他因爲自己的感知程度和眾人不同而產生被孤立的感覺。想想便令人不寒而慄。

除了大人以外，馬列自己和同年齡的孩子，乃至於所有人的思考和感知的方式完全不同。說不定他的內心認爲在所有人當中，只有他自己是外星人；當然也有可能是反過來的情況。馬列的處境無法用青春期叛逆一詞來概括，十六歲的少年完全無法與周圍的人說上話，該有多麼的寂寞。他確實不懂殺人乃違背倫理的感覺。大多數人理所當然認爲「很普通」「很正確」而不會多想的事，馬列卻完全無法理解。

因此，他也無法思考他的行爲已經造成我的困擾。

他渴望與大人交流——和治療無關的交流。不是被當成病患A，而是以「馬列」這個人的身分來交流。

護理師的十字架

主治醫師在診療時，悄悄向我坦承：

「我們醫師在這裡實在沒什麼權限。平時在現場督導的護理師們講的話才夠力。」

先不論主治醫師的話是眞是假，護理師確實是與我們病患相處時間最長的人。

某天晚上我去上廁所，剛好有機會和當值的護理師聊天。我依舊學不乖，再次提起能否改善一下少年們的待遇。身爲這間病房護理長的他，平靜地回答：

「我很清楚沼田先生您說的事。我們有很多顧慮，已經盡最大努力去做好專業工作。但我們也是人啊！」

他誠懇的臉上露出一絲疲憊。這是工作造成的疲憊。他的聲音也飽含糾結自己的作爲而產生的疲憊。

倘若身爲護理師的讀者看了先前的章節，或許認爲我一味把護理師形容成壞人而感到失望。我很高興您沒有看到一半就放棄。我由衷向護理師們致歉。

不只病患對各種事情感到不滿。有限的人力編制、嚴苛的待遇、被工作壓榨到極限的護理師同樣承受著巨大壓力。

護理師當然不能虐待或故意忽視病患，然而基於種種因素，偶爾會整天持續大聲喝斥並粗暴地對待病患。工作時還會被病患咬傷手臂。曾有護理師向我展示被咬的痕跡，粗壯的手臂上清晰地殘留一圈齒痕。

護理師也是人，和病患們各有不同的相處模式。有些病患總是惡劣對待護理師，這種情況下還要面帶微笑照顧他們，未免太強人所難。倘若病患侮辱謾罵並否定護理師的人格，就是病患騷擾護理師。

在這樣嚴苛的工作環境裡，「障礙也是一種個性」這種光鮮亮麗的詞彙當然逐漸黯然褪色。護理師們每天面對病患，與他們奮戰。要是一直卯足全力對待病患並持續奮戰，再怎麼堅強的護理師也會筋疲力竭而倒下。畢竟手邊總是有無法放下的工作。

我不知道護理師們是否能拿到符合這種嚴苛工作的待遇。

一瞬間，我的腦海裡浮現在幼保教育現場，領著極低待遇工作的幼保教師們的臉龐。她們滿懷希望踏入幼保教育現場，大多數人卻在一年或兩年後，就萎靡不堪地辭職了。

我想，精神科醫院的護理師應該也有許多人因爲過勞而離職吧。沒有離開而堅守崗位的護理師，在有限的人力編制下到現場輪值，實在沒有多餘心力顧及病患的心情。這不是護理師個人的素質問題，而是他們所任職的醫院、乃至於精神科醫療的問題。

可喜可賀的離職

有一位護理師辭職了。護理站為她舉辦一場小型歡送會。挺著大肚子的她笑容滿面，接受男女同事們的祝福，其中一人向她獻上花束。與她親近的女護理師，彷彿打從心底愛護這個尚未出生的新生命一般，溫柔地撫摸她的肚子。工作夥伴們在這裡一同度過辛苦與快樂的時間及空間——被強化玻璃保護的時間及空間。

沒錯，那是用強化玻璃隔絕我們病患，專屬於護理站的世界。護理站是位於強化玻璃另一側的社會。強化玻璃隔絕了「社會內側」和我們居住的「社會外側」。不存在結婚和生子的社會，亦即強化玻璃的這一側，好幾個被強力藥物壓制在輪椅上的男人，睜著沒有焦點的眼睛望向護理站。不對，他們凝視的並非護理站，而是隔絕社會和自己、沾滿指紋的強化玻璃。

最近年輕人流行說「好噁心」。「好噁心」這句話具有和強化玻璃相同的力量，只要是被視為「好噁心」的事物都會被強化玻璃隔絕。被貼上噁心標籤而被隔絕的人們，在另一側的人們眼裡，不再具有性功能。

更慘的情況下，甚至不被當作人類看待。封閉式病房的浴室裡，在女護理師的面前，全裸清洗自己的性器官，簡直就是無人在意的存在。被指稱「好噁心」，猶如被言語的強化玻璃隔絕。不僅不被當作異性看待，某些情況下，甚至是不被當作人類看待的烙印。「好噁心」這句話比強化玻璃更透明，不留一點指紋，沒有人看得見，也不必一直維持清潔。它卻比強化玻璃更堅固，是社會性的強化玻璃。因此任何人都能輕率地對他人說出「好噁心」。

假如在醫院裡主張「這是歧視！必須撤除強化玻璃！」將立刻被反駁「醫院有義務保護護理師們的安全。」這一點無法否定。同樣的，要是主張「不要再說好噁心，你身邊就有令人感覺『好噁心』的人」，應該也會收到抗議的言論吧！而我面對這些話語，卻沒有能力回答。

封閉式病房的各種規定
03

洗澡

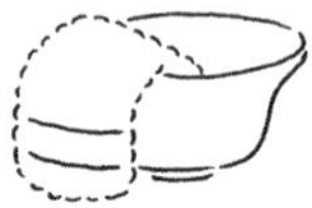

每週二和週五早上九點開始，五個人一組排隊洗澡。雖說先進去的人先出來，但脫衣服的地方很窄，大家都擠成一團。外面有兩位女護理師或實習護理師，浴室裡有一位穿著塑膠圍裙和橡膠長靴的護理師負責監督。從脫衣開始到洗完澡，全程被人監看。一個人只能洗十分鐘。動作慢吞吞會被催促「還沒好嗎！」

主要的違禁品

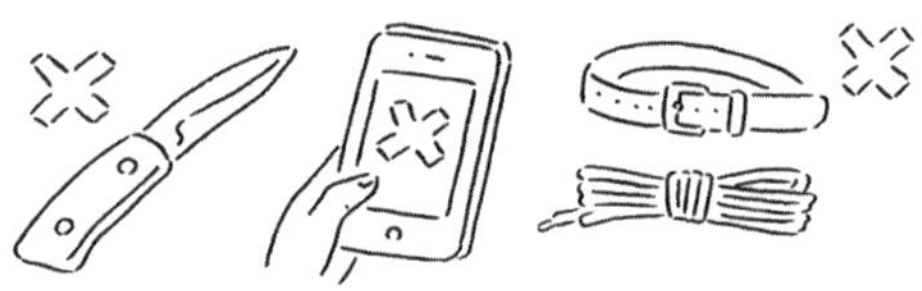

尖銳物品　電動刮鬍刀須寄放在護理站，只有刮鬍子時能領取。
智慧型手機　搬到開放式病房後，寄放在護理站，每天只有中午前和午後各一次可以滑手機。
鈕釦　鞋子和家居服上的鈕釦，以及皮帶等各種長條形物體一律禁止攜帶。大家都沒有繫皮帶，拖著鬆垮垮的鞋子，腰間的褲頭自然滑下來，露出內褲。令人聯想到戰爭俘虜或囚犯。

第四章

診斷

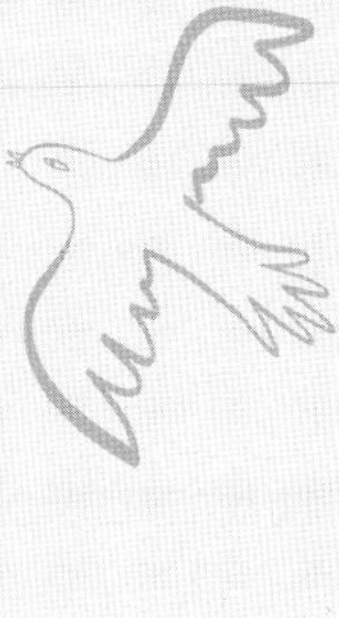

心療開端

住院期間的夥伴們讓我留下深刻的印象，一不留神便滔滔不絕地長篇大論起來。我的目的並非用好奇眼光去描述他們的行爲，而是分享認識（不僅是遇見）他們之後，開拓了我的眼界，進而改變我自己。這也是我撰寫本書的動機。

沒錯，儘管封閉式病房的生活偶爾難免產生摩擦衝突，他們依然是我的「夥伴」。

病患在封閉式病房發生意外或受傷的機率，比開放式病房更高（眾人如此堅信），因此護理師的監管目光更嚴格。監管者與被監管者。以在護理站爲同僚舉辦離職歡送會的護理師們爲例，監管者之間彼此會產生共同合作的夥伴意識，而我們這些被封閉式病房收容的病患，也會形成同爲被監管者的連帶情誼。

這種感覺很難向不曾住院過的人解釋。我想有看過杜斯妥也夫斯基的《死屋手記》的人，或許就能明白：「原來如此，是這種感覺啊！」

智力測驗

行文至此，必須開始介紹我的住院生活了。

住院前幾天，我做了WAIS－III（魏氏成人智力量表）與羅克夏墨漬測驗。當時住院中的妻子取得了外出許可，和我一起到醫院前的河邊散步。我就是在那天下午接受測驗的。

我在〈序章〉說過，我曾一度拒絕住院。承認自己罹患某種「障礙」需要莫大的勇氣。我身為牧師，見過許多罹患思覺失調症、憂鬱症等各種精神疾病的病患，也曾與深受精神創傷所苦的人一起祈禱。我原本堅信，無論有無罹患精神疾病，神都不會差別對待人類。然而，我無法承認自己的「障礙」。面對「生病」的他人時，自己仍保有一份「體面」，非得維持住不可，真的很想維持……我能感覺自己對這一點緊抓著不放，對待妻子亦是如此。

幾年前，妻子曾於精神科住院過。為了支撐身心焦慮不安的妻子，我盡可能自己動手煮飯及洗衣服。直到我面臨自己需要住院的事實，才驚覺我被自己塑造「健康正常的丈夫支撐生病的妻子」的形象緊緊束縛住。

那天早上，夫妻兩人至醫院前的河邊散步，看著沒有無謂堅持、毫不抗拒住院的妻子，我感到非常羞恥。平時把神之愛掛在嘴邊，宣揚耶穌基督平等對待世人的言論，卻在「體面」與「不體面」之間劃出界線並心懷歧視的人，不就是我嗎！我不管自己是否健康，不分青紅皂白直接把自己歸類到「體面」那一類。認清這一點的我，下午接受測驗時決定：好的我要住院！越快住院越好！

全部測驗總共費時超過三個小時，我卻不怎麼疲累。進行WAIS－III之前，臨床心理師告訴我「不要緊張」。當時我已經豁出去了，反而有點放鬆過頭。測驗過程中，臨床心理師完全沒有給予任何指示，只在一旁盯著我。我遇到不會拼的拼圖時，悠哉思考「是這樣拼嗎？還是這樣拼！」像玩遊戲一般慢慢來。反正她也沒提醒我：「差不多該繼續做下一題囉！」遇到看似能夠解答卻答不出的問題，我全都慢慢嘗試直到解開為止。大部分題目都能大致正確解答。

測驗結束後，臨床心理師向我說明，「慢慢嘗試直到解開問題為止」的習慣顯示，我似乎有強烈的發展障礙傾向。

健康正常的人遇到無法解答的問題，嘗試幾次後，會「綜觀整體」跳過這道問題，先做後面的題目。從這一點能看出受試者究竟是把注意力全部集中在眼前的問題，還是把目光投向更龐大的整體，顧及能率與效率。爲了一道問題無止盡停滯不前，會阻礙整體進步。比起一部分完成度，盡可能在期限內完成所有問題更重要，因而不執著於細節。這些都是健康正常的人會考慮的事，而我並非如此。

嗯，測驗結果大概是這樣。我總覺得非常失落。難怪我整理幼稚園資料和管理行程表總是一團糟……

羅克夏墨漬測驗很像解謎，宛如欣賞抽象畫，整個過程十分愉快。我很喜歡逛美術館，最愛欣賞畫作。

「這裡看起來像一張臉。」

「這張臉是什麼模樣？」

「看起來很像魔法師。啊，這裡也有一個人！」

像這樣我與臨床心理師討論許多幅墨漬，完全忘記時間，一心投入測驗。然而，這項測驗結果卻出乎我的意料之外。儘管我覺得很愉快，臨床心理師卻說我「流露出強烈焦慮」。我在進行羅克夏墨漬測驗時展現出「很愉快」的放鬆情緒；另一方面，我也對接下來的圖片解讀流露出強烈焦慮亦是事實。這兩種情緒難以達成一致。不過我認爲「既然專家這麼說，應該是這樣吧！」便毫不抗拒地接受這項結論。

最後，我被診斷出極可能罹患自閉症類群障礙中的發展障礙（順帶一提，根據二〇一三年公布的DSM－5，即《精神疾病診斷準則手冊第五版》，「亞斯伯格症候群」已納入「自閉症類群障礙」之中）。主治醫師甚至懷疑我同時罹患妄想性障礙和邊緣型人格障礙，提議透過診斷性治療的方式來詳查。明明是與我切身相關的事，我卻彷彿置身事外，有種從遠處觀看醫師和臨床心理師忙碌的感覺。

雖說是診斷，精神狀況又看不見，只能從我的言行舉止來解釋。我說的話不像印刷在書本上的文字那樣固定不變，而是每天都在改變。精神科就像神學，試圖用「客觀的」角度探討看不見又摸不著的事物。

主治醫師是一位很有個性的人。偶然得知他和我一樣是基督新教的教徒。真是太幸運了！畢竟牧師是比較特殊的職業，向醫師從頭開始解釋實在太麻煩，也無法保證醫師聽了之後能夠理解。我曾向許多人解釋我的職業，卻只換來一句：「是喔，聽不懂啦！」被無力感深深打擊的我，萬分慶幸我的主治醫師是他。

認知行為療法筆記

主治醫師要求我開始寫「認知行爲療法筆記」。認知行爲療法筆記已經商品化，書局皆有販售。筆記本裡有記錄行爲的欄位、點評行爲的欄位，還能計算分數並做出評論。筆記只需條列，簡單扼要又一目了然。

主治醫師的方法非常特別。他不想看一覽表和相對應的點評，反而要求我像寫日記一般，記錄當天發生的事，並寫下這件事引發何種情緒。他希望我寫得越詳細、越長越好。每天累積寫作，幾天後回頭檢視這些記述，若得出分析心得，再用紅筆註記。醫師表示，這麼做能「深度剖析自我內在」，是一項至關重要的功課。

用紅筆爲過去的記述添加文字，亦即與過去的自己對話。醫師不斷指示我，住院期間每天累積與過去的自己對話。

舉例來說，某一天「日記」如下：

◯月◯日星期◯

早上，起床時覺得睡不好，好累。忘記是什麼時候的事，總之是個顯而易見的惡夢。我躺在床上，◯◯牧師和◯◯先生站在床旁邊說話。◯◯老師說：「看樣子，還需要一段時間。你暫時別逞強了。」不知何時牧師已經離去，只剩下◯◯先生。我向他表明：「我很健康！一點問題都沒有啊？」◯◯先生一臉遺憾地回答：「那個……沼田先生，不是這樣的。請您認清自己的狀況。現在請專心接受治療。」

不承認自己潛藏的疾病與障礙的願望，與不得不承認的義務感，兩者爆發激烈衝突。是個非常疲累的夢。休閒時唱了久違的卡拉ＯＫ。唱了搖滾樂團HAPPY END的《春天來了》。總是理所當然與家人一起度過的新年，「不知做錯了什麼」的主角離家出走，獨自一人過年。除夕的鐘聲在耳邊迴盪……

我在七夕的祈福短箋寫下：「希望這裡的每個人都能笑容滿面。即使辛酸哭泣的人，也能破涕爲笑。」

幾天後，我在這篇「日記」的兩處添加筆記。標註紅色底線的部分，拉了一條線在邊框外用紅筆寫著「妻子（眞實名字）說，她花了五年，才接受自己的症狀而獲得『自由』。這確實是一條不簡單的路。」

另外，圈起來的部分「不知做錯了什麼」是HAPPY END的歌詞（正確的歌詞是「做錯了什麼事?」），我也用紅筆在一旁寫下「把自己心中無法接受現實的感受寄託在這句話。」

可以「做我自己」嗎？

對話的對象不只我自己。診療時，也要把認知行爲療法筆記給主治醫師看。他一邊專心看筆記，一邊不停地問我：「您爲什麼有這種感受？」「爲什麼在這裡做出這種舉動？」

主治醫師的質問：「您難道沒有其他感受嗎？」「應該還有採取其他行動的選擇才對。」流露出強烈批判意味。

那麼，我該怎麼做才好？

我該如何思考、採取什麼行動才恰當？

我徹底搞不懂了。這些理所當然的事，醫師卻不告訴我。我確實搞不懂，反正我也不想懂。在此之前我完全沒有意識到，我的自尊心以這種方式爆發出來。這種自尊心會阻礙我們深度理解自己。不想被押著去看醫生、想讓自己正當化的念頭，搶先一步冒出來阻擋自我理解的渴望。

試圖操縱醫師

有一次，主治醫師用嚴厲語氣告誡我：

「沼田先生，您在試圖操縱我嗎？實際上，像您這樣從事知識型工作的人，治療進度這麼快是非常罕見的。醫師、律師、學校老師皆是如此；無論被誰指稱『你可能有發展障礙』都無法接受。不僅無法接受，還會猛烈反駁指出這件事。強調自己沒有任何障礙，沒必要看醫生，列舉各種理由說明自己非常健康。用無懈可擊的道理來辯駁，任誰都會舉雙手投降，最後放棄勸導當事人接受治療。儘管如此，您終究願意接受治療。這樣很棒。然而，您現在試圖玩弄花言巧語誘導我，好讓診斷結果變得對您有利。您這麼做，我實在無法爲您正確診療。」

主治醫師接二連三地說出衝擊我自尊心的話，一點都不客氣。

他這麼做，是故意藉由挑釁激怒我。他全程緊盯著我的雙眼，用堅定的目光，當著我的面說出這些話。

一度被逼到極限的我，忍不住爆發怒氣，猛踹椅子大吼：「這樣根本不是治療！這是在羞辱我！」面對這種情況，他依然堅定立場，毫不退縮。他的每一句話都沉重地刺向我。即使如今我已出院許久，主治醫師說的話依然迴盪在我的心底，成爲我以牧師身分面對他人時的重要課題。

其中一段話是這樣的：

「您很希望我接納您現在的樣子吧！希望我安慰您『您已經盡力了，您辛苦了。這不是您的錯。』對吧？您希望我這麼做，把問題全推到別人身上。但，這不是我們在這兒應該做的事。您必須從以往累積的各種挫折中找出共同點，正視它們，進行深刻省思。不這麼做，您未來依舊將不斷重複相同的挫折。您一直以來都沒有變過。如果您眞的想改變，請正視自己的內心，認眞思考爲什麼會演變成現在的情況，以及自己的思考模式出了什麼問題。假如您做不到，治療將就此結束。」

什麼是「做你自己」？

身爲牧師，我曾向許多人傳達：

「做你自己就好了。」

不管其他人對這種話做何感想，總之能讓我覺得心安理得。「做你自己就好了」意味著，維持現在的模樣就好了，我也不必再爲你多做什麼事，其實只是用美好的糖衣包裝對他人的漠不關心。另一層意思是，我也想維持現狀，所以你別多管我的閒事，在自己和他人之間築起一道高牆。

批評「做你自己」，和「不要偷懶！」堅信毅力能克服一切是完全不同的兩回事。「做你自己」並非好事的原因在於，根本無法咬牙忍耐面對困難，一碰就崩潰了。主治醫師應該也是基於這個原因，不想放任我做自己。假如遵循「做你自己就好了」，那麼我還有什麼好追求的？其背後的意涵値得深思。

「做你自己」是一種武器，用花言巧語糊弄自己，一切都是別人的錯。自己是純潔的受害者，其他人是一直迫害我的加害人，不停爲他人定罪。如今，我們心自問，這樣眞的好嗎？

我的心裡還有另一道難關。既然一直把過錯推到別人身上是不對的，便意味著我是壞人——此時我極度貶低自己，流露出自暴自棄的傾向。

主治醫師嚴肅的態度表明，他是來治療我的，絕對不是想剝奪我的生存信心。他從來沒想過讓我貶低自己，再幫我找回活下去的信心。因此我必須正視這個傾向的癥結。

不要以受害者自居，不要執著於靠毅力克服一切，不要貶低自己。去探尋有別於「做你自己」的生存之道，即使這是一條困難的道路，也要努力思索以往不曾深思過的事，進一步自我探索。

主治醫師要求我，對於想要有人對我說「做你自己就好了」的願望進行自我批判，這和「做你自己不是一件好事」並不一樣。我以爲「我就是這個樣子」的自畫像，眞的是「這個樣子」的我嗎？說不定只是因爲主治醫師的要求，我才產生這種質疑。「這個樣子」並非靠著自己思索就能簡單想通。偶爾爲了自己方便行事，擅自解讀「我就是這個樣子」。即便眞的有「我就是這個樣子」，那也不是固定不變的狀態，而是持續變化，宛如不停流動的河水般展現捉摸不定的「我就是這個樣子」。

我曾追求的好形象

基督教有「罪」的概念，當然有時候指的是背叛神或人的具體惡行，但在使用希臘文撰寫的《聖經》裡，原本的意思是「錯失目標」。

請您想像古希臘時期的戰爭。戰場上，瞄準敵人投擲長槍。戰爭必須拚個你死我活。假如長槍沒有射中敵人，自己便可能被殺。《舊約聖經》亦曾描述戰鬥中拿石塊投擲敵人的場景。究竟是殺人或被殺，端看拚盡全力一決勝負。沒有人會在戰場上故意朝著毫無意義的方向亂丟長槍和石塊。

人們實在不太認眞看待活著這件事。日常生活中當然會開些玩笑，此處談論的並非這個部分。人們在世界上與其他人一同享受生活、延續生命規避死亡、持續活下去，這些都是不太認眞的行爲。「好想死」「假如沒有出生就好了」這些念頭，其實都是認眞生活的產物。明明拚盡全力想活下去，爲了某個人賭上性命想要活下去，最終卻錯失目標。深愛某個人，卻傷害了所愛之人；不僅傷害對方，自己也滿身瘡痍。沒有人一開始懷著傷害對方、傷害自己的意圖去愛人。愛其實也會錯失目標。如今面對主治醫師，在我看來，之所以浮現出「我就是這個樣子」的自畫像，也與「錯失目標」有關。

我不斷朝自己投擲「這就是我的『這個樣子』」的自我形象，全都錯失目標，如今我的內心已被無數支錯失目標的長槍刺得千瘡百孔。這些長槍插在我的心上，讓我感到陣陣疼痛，從內側重傷我。這種情況持續下去，無數令我痛苦的自我形象只會不停增長。

僅僅確認自己投擲的長槍錯失目標還不夠，投擲者必須進一步深入探索。標槍選手會不停檢視自己的表現，了解是否用力過度，是否出現不必要的習慣動作。一旦發現缺失，便加緊練習設法改掉。

主治醫師要求我「向『我就是這個樣子』的願望提出質疑」。

我想像出「我就是這個樣子」的各種理想形象，恐怕全都錯失目標。不僅錯失目標，甚至成爲束縛我的痛苦。若針對每一幅理想形象去深思，不僅耗費時間又成效低落。因此，我必須壓下想要投擲「這個樣子」長槍的欲望，轉而檢視質疑我的思考模式——這就是主治醫師指派給我的功課。

社群媒體成癮

住院，而且是入住封閉式病房，有點像進入一種冥想生活。住院生活不需勞動，隔絕社會的喧囂，也不能攜帶智慧型手機（每間醫院規定不同），無法瀏覽推特和臉書。如此一來，就不會因為其他人鋪天蓋地的文字而影響心情。

當然會和其他病患交流，但主要該面對的對象只有自己。當我在四周全是雪白牆壁、什麼都沒有的房間裡面對自己時，才發覺原來我對推特的依賴，已經達到病態般的上癮程度。

一開始，我為了傳教而使用推特。希望多吸引一些人前來這間位置偏僻的樸素教堂。最初的動機是如此單純。我寫出教會名稱、自己的本名，從做禮拜的情景到日常瑣事，全都發到網路上。雖然也有使用臉書，過了一陣子之後沒什麼人氣，便把重心全部放在推特的宣傳活動。

那時候很流行知名企業故意在推特發表「輕鬆活潑」的貼文。哈拉閒聊的例子一多，網友們開始關心「小編」究竟是什麼樣的人，甚至小編自己亦成為貼文主題。我想，假如我身爲「小編」受到大量關注，教會當然會更出名。既然如此，禮拜日時僅僅分享聚會資訊沒有多大用處。我開始刻意搭配漫畫、動畫、音樂、藝術等各種題材，任何話題都發到網路上。於推特再三強調，牧師非常平易近人，這麼友善的人所在的教會，歡迎大家有空來坐一坐！

然而，那時的我對於社群媒體成癮的風險，尙一無所知。

成癮的開端

我任職的教會極爲偏僻，幾乎沒有新人加入。眞正忙碌的是幼稚園的工作。每天從早忙到晚，算上加班，工作時間長達十一個小時以上。工作時總是一肚子火。我是個牧師吧？根本不是幼稚園員工吧？多年來一心鑽研各種神學研究，擔任牧師累積的豐富經驗，還有什麼意義？——即使我迷惑又動搖，每天依舊得處理眼前的工作。

沒有年輕人肯來教會。不只是年輕人，無論什麼年齡層，自從我來到這個教會以後，再也沒有新成員加入。我平時遇到稱得上比較年輕的人，全都是幼稚園孩童的家長。但幼稚園是學校法人。一開始我打算向家長們傳教時，副園長便委婉勸誡我：

「學校法人要求保持一定程度的宗教中立。您身兼理事長與園長，有責任維持這個立場。希望您避免與某些特定家長有過多接觸。」

不能與特定家長有過多接觸，必須對所有人一視同仁——在我看來，簡直與傳教的特質截然相反。

傳教時，假如向普羅大眾宣傳「基督教的教義超讚！請大家來參加聚會！」是不會有什麼成效的。確實，向不特定的眾多路人發放宣傳單，在馬路旁架設喇叭廣播的傳教方式依舊健在。即使是街頭傳教，一旦有人對此感興趣，傳教者就會特別招呼這個人，這就是所謂的邂逅（契機）。倘若對每個人一視同仁、機械式重複相同話術，這種態度亦會傳染給對方，讓對方心想「反正他也向其他人說一樣的話」而轉身離開。不要劈頭談論艱澀的教義，而是展現「能夠遇見你眞是太好了！」的喜悅，從傾聽對方的煩惱，邀請對方一起吃飯來開啓這段嶄新的關係。

這個過程中，我不會一味勸人信教，而是讓對方打從心底認同基督教，浮現「我也想信仰這個宗教」的念頭。然而，從學校法人的長遠目光來看，這種傳教方式確實會特別關照某些特定家長，產生被誤認爲不當宗教勸誘的疑慮。副園長因此提醒我謹慎行事。

不能以建立親密人際關係爲前提來傳教。對我而言，失去人際往來的根基，猶如封閉我一直以來苦心發展經營的傳教方式。

如今回想起來，即使在這些規定限制之下，一定還有其他傳教方式。若我冷靜思考當時的處境，不要以園長的身分，而是從牧師的角度去動動腦，應該能想出其他做法。可惜我選擇視副園長爲壞人，把自己當成可憐的受害者，躲進自己的硬殼裡。我覺得牧師的身分受到威脅，被禁止傳教而陷入鑽牛角尖。

我逐漸與周遭的人拉開距離，不想跟任何人說話。看見其他人熱烈聊天，我也不敢插嘴加入他們。在辦公室裡抬不起頭。無論面對大人或孩童，我都因爲害怕直視他們的眼睛而變得畏畏縮縮。

我唯一敢抬高視線進行對話的對象，只剩下推特的介面。當初爲了傳教而啓用的推特，變成我自言自語的留言板。唯有在推特裡，我才覺得自己比其他人更厲害，進而拚命在網路上虛張聲勢。順帶一提，現在這種行爲被稱爲「愛現」。愛現就是在動物社會中，爲了炫耀自己的優越地位所採取的行動。原來如此，形容得眞貼切。

只要有人對我的推特貼文留言「眞不錯」，我都會回推。我的追蹤人數持續上漲，一股僥倖成功的快感油然而生。爲了獲得「眞不錯」的留言並回推、吸引更多追蹤人數，我的貼文變得與教會無關，全是我的個人瑣事。

除了工作以外，我完全不與人說話。我的工作整天泡在狹小的幼稚園辦公室處理行政事務，既不帶領孩子們一起跑跳，也沒有盡到牧師的傳教職責——我越來越沉迷於推特。

推特充斥年輕人的聲音，即使只有文字，依然散發出大都市的氣息。我對戶外活動沒興趣，就算有興趣也沒時間出門遊玩，從辦公室看出去的高山和大海無聊透頂。

我想像繁榮街道的喧囂，把牧師的肩章拋諸腦後，憑著自己的喜好，在推特發

表一大堆貼文。除了回推「真不錯」的留言以外，偶爾收穫幾則友善的留言，都讓我打從心底雀躍萬分。

我很寂寞。真的非常寂寞。這個社區裡，撇開園長的身分後，完全沒有人找我私下談天。但在推特的世界裡，許多人與我親切交流。只有在這裡，才能令我安心。

我開始在推特上抱怨工作。顧及這是爲了傳教而設立的帳號，我只敢抱怨一些不會損害教會和幼稚園形象的瑣事。

我已經想不起來那些推文的內容。畢竟我碎碎唸了幾百、幾千則推文。推文帶給我宛如分泌大腦興奮劑的快感。我喪失最初的目標和希望，只知道快被孤獨感淹沒的我，突然這麼簡單就體驗到萬眾矚目（的感覺）。

一旦嘗過這種快樂，再也戒不掉。爲了汲取更多快樂，我發布推文的頻率直線攀升。

然而，吸引眾人目光、與網友互動的過程偏離了我的期望。「明明我已經使出渾身解數來發文！」沒有收到任何網友的回應，讓我陷入失望深淵，被頹喪狠狠打擊。緊接著一股怒氣在胸口擴散開來。我連發數則充滿怒氣的推文，追蹤人數竟然減少了！爲什麼？那個人爲什麼停止追蹤我？我查詢那些停止追蹤的人，一心一意想讓他們再度關注我，有時甚至不惜用討好語氣回覆他們的推文。

只是被網友取消追蹤，就讓我失落至此。遇到被網友封鎖，或收到批評回覆，更令我緊張焦慮，陷入恐慌狀態。

我變得無心工作，即使待在辦公室，也總是關注推特訊息。看看我在茫茫網海中傳送出去的文字，是否有人回應。我彷彿待在名爲辦公室的無人島上痴痴等待。如同前文描述，我住院的契機源自與副園長的爭執。如今回想起來，我如此沉迷推特，猶如酒精、毒品和賭博成癮一般不可自拔時，其實就該住院了（現在已有正式的疾病名稱「遊戲障礙症」）。

事實上，我住院之前不久，曾向主治醫師表示身心狀態不佳。但我向他隱瞞了腦海裡無時無刻掛記著推特一事。

入住封閉式病房宛如進入隱居生活，強制離開推特對我產生巨大影響。徹底離開推特後，終於發現我非常渴望得到其他人給予過譽的評價及認可。

勸我住院的人是我的妻子。只要妻子一個人還願意珍惜我就夠了。從來沒有妻子以外的人如此讚賞我。身爲牧師的我也想收獲好評。不，並非如此。我想要的是對於我個人優越能力的肯定。我希望被人稱讚有能力釐清複雜的思緒，憑藉聰明的內在涵養贏得眾人好感……直到入住封閉式病房之前，我不曾察覺我的動機究竟有多麼幼稚。

與《聖經》保持距離

我住進封閉式病房後，不僅戒除了推特，也一度遠離與基督教相關的言論。當然我依然保有基督教信仰，只是暫時遠離一部分宗教論述。除了《聖經》以外，我完全迴避所有與基督教相關的神學書籍。相反的，我轉而接觸《正法眼藏》《淨土三經》（譯注：《無量壽經》《觀無量壽佛經》《阿彌陀經》）等佛教典籍。我並非爲了修身養性去閱讀佛教典籍，而是被其中的內涵所吸引。

我居住的牧師館非常破舊，大門壞了，還有很嚴重的漏水問題。溫暖的季節裡，即使緊閉窗戶，也阻擋不了各種蚊蟲。當時我和妻子都不特別討厭出現在房子裡的生物。有一隻八眼發光的高腳蜘蛛，總是在同一時間從陰暗角落出現在書房的同一個地方。蜘蛛看著我，我也看著蜘蛛。此時，蜘蛛不再是「那隻昆蟲」，而變成了「他／她」。在「我」眼中，蜘蛛化爲「你」現身。他／她看透了我的一切。

我開口向蜘蛛說：

「午安。你又來啦！我現在眞的好累，到底該怎麼辦才好？」

這個世界裡，我不是什麼主宰者之類的大人物，只是芸芸眾生當中的一粒微小塵埃。我偶然從電視上得知，佛教看待世間風景時，認爲「一切眾生悉有佛性」「草木國土悉皆成佛」。身爲一位基督教徒，信仰基督教的同時卻被佛教吸引，可謂十分危險的誘惑。自從我住院後，就放棄抵抗這份誘惑。

由於我缺乏佛教素養，即使讀了佛教典籍，也無法理解其中意義。閱讀白話文翻譯和解說後，覺得更難懂了。不過，我完全不在意。佛教典籍裡並列大量漢字，放眼望去宛如冷硬的石塊，散發古代文字的溫柔。

舉例來說，《無量壽經》紀載：

設我得佛　國中人天　形色不同　有好醜者　不取正覺

我可以想像這句話的意思是：「假使我成了佛，我的國土裡的人們，其身姿和型態各不相同，若因爲美醜而差別對待他們，我便成不了佛。」

此外，《梁塵秘抄》收錄平安時代末期，大約一一八〇年前後，眾多無名氏傳唱的歌謠，其中有一段：

我等乃卑賤凡夫，不知勤勉善根之道，一乘法雨潤澤，悉當成佛

我大概明白意思是：「我們乃一群無可救藥的罪人，不懂勤修正確佛道的方法。佛祖對眾人一視同仁，平等降下潤澤法雨，我們何以不能成佛？」我的內心湧現一陣溫暖。

《聖經》確實經常提到神平等對待眾生。例如：「這樣就可以作你們天父的兒子；因為他叫日頭照好人，也照歹人；降雨給義人，也給不義的人。你們若單愛那愛你們的人，有什麼賞賜呢？」（《馬太福音》第五章第四十五至四十六節）天父，也就是神，平等降雨給惡人與善人。和前文《梁塵秘抄》的「一乘法雨潤澤」極爲相似。

我曾無數次從《聖經》的段落中獲得心靈撫慰。但現在，我只想和這些長年熟知親近的一切論述保持距離。我暫時不想接受《馬太福音》的雨澤，欲轉身投入《梁塵秘抄》的法雨。我從初次接觸的文字中獲得深層平靜的喜悅。我希望從並列的冷硬漢字、艱澀難懂的古文裡，讀取其中的意義。

宛如庭院石塊般排列的漢字，猶如散發漆黑光芒的古文。原本專注於研究從歐美翻譯而來的神學書籍，讓我的腦袋升溫過熱，如今接觸這些漢字古文，彷彿迎面吹來一陣清涼微風。從書本中抬頭環顧四周，觸目所及皆是雪白牆壁，沒有任何能刺激我的事物。我在什麼都沒有的房間裡，跪坐在床上，閱讀佛教典籍和日本古典著作。我慢慢地讀，不強求學習正確解釋，純粹去感受其中意涵。對我來說，唯有入住封閉式病房，方能品嘗這種體驗。

儘管我經常被少年們打擾而感到煩心，他們不在的時候，我便安靜地看書，把各種發現寫進認知行爲療法筆記，回顧先前的筆記，與幾天前的自己對話，偶爾和主治醫師吵架——在這樣的生活中，一步一步認清自我。

封閉式病房的各種規定 04

醫院餐點

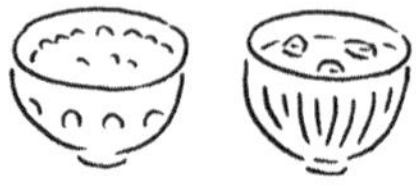

每週菜單都會貼在牆壁上，讓病患們一喜一憂。早餐基本上是日式餐點，偶爾出現麵包、沙拉和牛奶。午餐和晚餐沒有太大差別，大多是咖哩飯、烏龍麵、各種定食。漢堡排很受歡迎，有時用黃豆殼做餡料，味道很普通且完全沒有飽足感。向主治醫師反應後，終於能吃到搭配白米飯的蓋飯。然而，就算增添了蓋飯，食量不大的我依舊苦惱沒吃飽。有些人添加一根香蕉，也有人添加調味料（請參考〈封閉式病房的各種規定 01〉）。我的皮膚因此變得更光滑了。

看診

配合醫師的時間，看診時間並不固定。剛住院時幾乎每天看診，後來變成一週數次，最後固定每週三左右看診一次。基本上由護理師觀察病患的情況，再向醫師報告。

運動大會

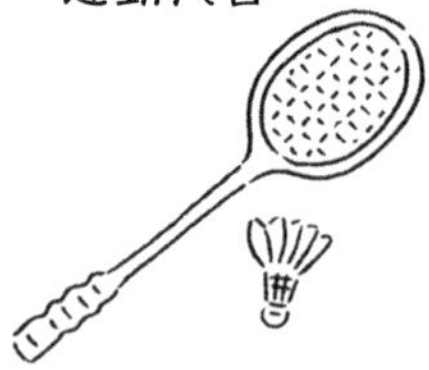

體育館裡，年輕人開心打桌球、羽毛球等各種球類運動。年長者和不擅長運動的人就玩投圈圈和玩具保齡球。

第五章

過往

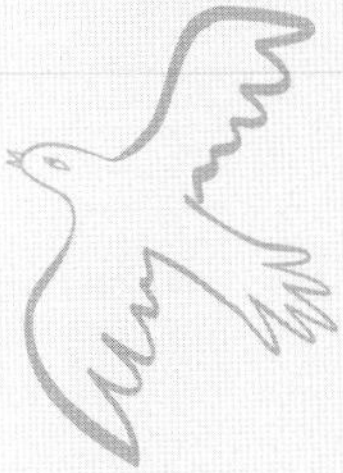

我的臉

我的職能治療方式是畫油畫。一開始，我畫了阿翔在狹小校園裡的背影。之後我找不到可以描繪的對象，便向院方借鏡子，開始畫自畫像。順帶一提，鏡子有可能被打破並當成凶器，因此禁止攜帶進入病房。

職能治療室借給我一整套繪畫工具。我不記得住院費是否已包含繪畫工具的費用。我一心一意沉浸在繪畫中。看著鏡子照映出我的臉，表情有些陰沉，但不像以往那般陰鬱，躁動的感覺也減少了。我盯著鏡子裡的臉部皮膚，切實感覺到醫院伙食和遠離壓力的成效。

我停下筆，轉頭望向窗外。被我誤認爲地下室的一樓，外面緊鄰一條步道。可以看見繫著領帶的上班族快步離去的身影。身穿家居服的我看著這幅景象，在職能治療時把它畫成油畫。不久前，我身爲園長和牧師，也曾住在那個上班族走過的世界裡。

現在的我是個精神障礙患者，被人與物質流通的世界隔絕在外。窗外是那個自由的廣闊世界，假如我想衝出這裡，應該會立刻被強壯的護理師們壓倒制伏吧！

前幾天，封閉式病房來了一張新面孔。年齡大約三十多歲，還算年輕。他其實不是新來的，而是原本住在封閉式病房，病情有起色後搬去開放式病房的病患。

「爲什麼回到封閉式病房？」

他不好意思地回答：

「我實在太想抽菸了。一拿到外出許可立刻逃走。附近的人向警察通報，我被警察和護理師抓到，又回到這兒。」

他的身形看起來十分靈活敏捷，即使如此，也不可能逃出去。這件事讓我領悟，身體虛弱的我更不可能憑藉自己的力量逃脫。說不定我再也回不去另一邊的世界——這個念頭讓我完全提不起筆，心頭湧現說不出的寂寞。

好想回去那邊！

老實說，這裡是個不錯的地方。這兒提供了我需要重新認清自我的一切協助。除了限制移動的自由以外，這裡確保思考的充分自由，並維護人身安全。儘管如此，我心中仍充滿不安與危機，想要回到那一邊去。即使那一邊會產生令人喘不過氣的龐大壓力，充斥各種麻煩糟心事，我依舊想要回去。

少年們的職能治療是製作皮革藝品，他們的手上沒啥動作，嘴巴倒是說個不停。馬列又開始重複一樣的話：

「醫生最近跟我說，很快就能出院了！」

阿清和阿良也不服輸：

「嗯，我也是！」

阿翔喃喃自語：

「出院以後就跟女朋友結婚……」

我很清楚，他們都沒有拿到出院許可。或許，從今往後，都拿不到。也沒有在外頭痴心等待的女朋友。

何年何月能夠出院的期待落空，馬列接受診療後，渾身無力地回到房間，撲倒在床上陷入昏睡。隔天又恢復精神，說著：「下次診療就能拿到出院許可啦！」他猶如堅信證據薄弱卻具體的解放日期，期望落空而失望喪氣的囚犯。奧地利精神學家維克多．弗蘭克的著作《向生命說Yes：弗蘭克從集中營歷劫到意義治療的誕生》

彷彿在我面前上演，令人爲之心酸。

是否有家人殷切期盼他們出院？提議結婚的「女友」眞實存在嗎？全是爲了互相炫耀優越感而瞎掰的吹噓。其實，這些都是他們期望總有一天實現、渴望成爲那樣的自己的哀傷美夢——即使是夢也無所謂。一旦徹底絕望，恐怕更加崩潰。我聽著少年們的吹噓，默默描繪自畫像。

看著自己的臉，用畫筆描繪出來，這樣的視覺作業是爲了面對自己並深度內省。這是和認知行爲療法筆記同步進行的功課。我的主治醫師對繪畫不太了解，他看了我完成的自畫像，只是有點驚訝，什麼評論都沒說。

用油畫描繪自畫像的行爲，和拿智慧型手機自拍完全不一樣。繪畫過程中，我的臉一直動個不停。無論畫鼻子或畫下巴，臉的角度總在不知不覺間改變。這幅畫忠實呈現臉部動作和表情變化。我的自畫像展現繪畫過程每一瞬間的表情，又不像任何一瞬間的表情，是連續變換的臉部動作。我低劣的繪畫技術，加上構圖問題導致面部扭曲，反而營造出一種有趣的動作感。我保留這幅歪斜的畫作，沒有把它修改成端正的立體像。我筆下畫出的扭曲歪斜，正是我眼中的自己，亦是內心的波動。畫像上塗塗抹抹的油彩，即是我的世界的全部顏色。

回溯過去

平時從來沒有這麼長時間、專心致志盯著自己的臉。上一次用油畫描繪自畫像，已是高中美術課的往事。我不記得那時曾這般凝視自己的臉，更像隨便畫畫交差了事。看著自己的臉，彷彿遍布被吹皺的地表風紋。皮膚上自然而然遺留時間刻畫的痕跡。深深凝視這張臉，讓我想起至今被遺忘的過去。

現下，我四十二歲。身為牧師，已在教會服事十年。我很晚才出社會。二十五歲時，好不容易進入設有神學院的大學就讀，研究所畢業後，踏上傳教者之路已經超過三十歲。我之所以這麼晚才開始工作，原因在於即使認真讀書，仍舊缺乏自信而躲在家裡的青春期後段，以及導致我的人生觀大幅改觀——不，應該說是被扭轉改變——二十二歲時經歷的阪神大地震。

藉由在鏡子和校園之間來回穿梭，我的時間開始回溯過往。準備高中入學考試的國三那年三月（譯注：日本學制的學期末是三月），畢業幾週前，我開始去教會。我的父母都不是基督徒。在一位很要好的朋友帶領下，我開始接觸教會。

我念的幼稚園附屬於基督教會，我記得在那裡進行人生第一次禱告。上小學後，雖然與教會疏遠，但當我焦慮不安時，仍會在沒有人看見的地方向神祈禱。沒想到朋友帶我去的教會，恰好是我幼稚園的教會。與幼稚園校舍和腹地相連的教會，令我感到懷念又溫馨。這份懷念並非促使我加入教會的唯一原因。朋友表明「我是基督徒！」這份高度自覺的身分認同，讓我覺得既新鮮又羨慕。

這樣的朋友太帥氣啦！於是我在高一的聖誕節效法他接受洗禮。當然，我告訴牧師願意受洗的理由比這個正經多了。如今回想起來，我效法朋友的當下，根本沒有任何所謂對自己的身分認同。

總之，教會是個溫馨的地方。上高中後備感艱辛，即使躲在家裡的那段期間，依舊堅持去教會。幸運的是，那間教會的禮拜堂開放至晚上九點。當我在家裡鬱悶到受不了，就會跑去禮拜堂，躺在長椅上消磨時間。有時我向牧師吐露憋不住的心情，換來牧師的斥責或鼓勵。從那時起，我開始慶幸接受洗禮。即使最後我依然從高中輟學。

我準備大學入學資格測驗時，發生一起大地震。那是考完試的兩天後。我覺得考得不錯，得意洋洋地對朋友說：

「現在只有天搖地動才能阻擋我啦！」

我原本想鞭策激勵自己才這麼說的。沒想到兩天後，就對這句話後悔萬分。

地震時到教會避難

當時我在老家二樓，面對劇烈搖晃，這輩子第一次虔誠地祈求活下去。儘管已取得高中同等學力資格，對於重考生活的厭倦，仍讓我每天都想著「好想死」。沒想到遭遇大地震，滿腦子只想著：「活下去！」平時沒有意識到的本能，在這種情況下爆發出生存意志。伴隨巨大聲響，房間裡各種物品紛紛落下，我躲在棉被裡祈禱：

「神啊！請讓我活命就好了！」

天亮後，我看了看房間，決定放棄整理。藏起來的黃色書刊和錄影帶掉出來散落一地。我沒死眞是太好了！

發生地震那天傍晚，我離開家人，前往教會避難。家人決定去體育館，我卻主張：

「我是基督徒！」

我很固執，這種時候堅持己見，獨自前往教會。

教會收到救難背包、麵包、美軍汰換下來的安全帽、棉被等物資。三位年輕的女性神學生，正在自主進行禮拜。她們用宛如領導者的口氣說：

「感謝你的到來。要不要一起做禮拜？」

她們的口齒清晰和好聽聲音反而令我更加不安。即使我實在沒心情做禮拜，她們的態度仍流露出一股強迫感。我沉默地走到第三排長椅坐下。

「我們一起向主祈禱吧！」

「啊，讚美主！」

不斷反覆的祈禱與讚美，讓我感到陣陣強烈疲憊。她們一直歌唱，不停祈禱，用高昂語氣朗讀《聖經》段落。她們彷彿站在舞臺上，用自認爲領導者的高亢聲調宣稱：

「今天早上，我站在神學生宿舍頂樓，看著冒出濃煙的街道祈禱。『神啊！感謝您賜給我們這場試煉。』我聽見天父的聲音說：『你們應做禮拜。』」

我清醒了。一方面，疲勞和壓力已到達極限。我感覺劇烈的暈眩和憂鬱。更糟的是，發生地震以來，我完全沒有進食。貧血讓我呵欠連連，思緒糊成一團。那一瞬間，我的胃狠狠抽搐一下。

「受不了啦！」

我逃到隔壁房間去。

晚餐前，我幫忙搬運神學校儲存的水。勞力工作帶來充實感。我是被需要的人。現場有用平等語氣和我說話的男性神學生。我一心想著「我正在幫助人們」，一邊和他們討論神的事蹟。我盡力向前來教會避難的人們展現友好。

太陽下山了。教會周圍還有電，馬路對面因停電而一片漆黑。手機也沒有訊號。簡單的晚餐令人感到無上的幸福。不需要洗杯子，大家在各自的物品上貼著不同形狀的貼紙，以利辨識。餐桌上的麵包和沙拉數量不多，但擺盤得很漂亮，看起來非常豐盛。祈禱後，我切開麵包夾著沙拉開動。電視一直開著，新聞沒有播報好消息，不斷重播熊熊燃燒的火焰，以及崩毀墜落的高速公路。此時死亡人數已突破千人。

到了夜晚，把兩張長椅面對面並排，鋪上棉被就能躺下睡覺。放眼望去是一片長椅並排的景象，宛如從前在電視上看過的野戰醫院。我聽見隔壁的長者發出沉重咳嗽聲，可能發燒了。獲救的倖存者當中，接下來或許會出現因爲藥物匱乏而病逝的人。我想像自己衰弱至死的模樣，不禁紅了眼眶。

熄燈後伸手不見五指。我躺在禮拜堂第一排長椅的側邊卻睡不著。聽著「咚——」地鳴聲和緊接而來的晃動，接連發生的餘震讓我產生無法抹滅的恐懼：「下一次可能就死了。」我聽見枕邊傳來細碎的說話聲，便打開小型手電筒。

「……太恐怖了，我受不了啦！」

「這是神的恩惠，我們一起祈禱吧！」

傾訴恐懼的是一位中年男子，回答的人則是那位自認爲領導者的女性神學生。

「神啊！請拯救我們這些可悲的人類吧！請指引我們。祢的偉大計畫，已經超出我們的思維。請赦免我們。阿們！阿們！」

她的祈禱變成哭喊，依舊掩蓋不住演戲的感覺。她可能沉浸在自我陶醉中吧？爲了自我辯護而裝出痛苦的語氣。看似嚎啕大哭，其實根本沒有流淚。哭泣崩潰聲中，祈禱戲碼隨之落幕。說到祈禱的重點時，她的語氣突然轉變成鏗鏘有力的宣示。從一開始的低聲細語，音量越來越大。宛如用指甲抓刮黑板的不適感向我襲來。她接下來的一句話，把我推入恐怖深淵。

「神啊！現在請終結我們的性命，帶領我們的靈魂前往祢的身邊吧！」

和我頭頂對著頭頂躺下的中年女性站起身來，用露骨的厭惡眼光瞪著那兩人，轉身去上廁所。那兩人毫不在意中年女性的無言抗議，開始吟唱讚美歌。自認爲領導者的女子，和瞪著她的中年女性都是基督徒。我也是基督徒。神之家的家人們平時互相讚美、情誼深厚的模樣猶如一場謊言。

「這就是人類的『罪』嗎……」

從教會逃跑

第二天，我從教會廚房偷拿袋裝麵包，悄悄溜出去。我在現實與信仰之間搖擺不定，最後乾脆放棄思考，轉身逃跑。我奔向自己堅定信仰的教會，不到一天就受不了落荒而逃。我回到無人的家，打開電視看新聞。餘震時，整棟房子發出嘎吱嘎吱的聲響。

我啃著偷來的麵包，冷靜下來後，很想與家人碰面。我把泡麵和即食咖哩塞進背包。麵包全被我吃完了。萬一教會發現我偷東西該怎麼辦？不管了，總之肚子餓時就直接生吃泡麵和沒加熱的咖哩醬吧！

我前往家人所在的體育館的途中，在網球場前遇到那位自認爲領導者的神學生。她站在馬路對側大喊：

「你怎麼啦？請你再回來喔！」

明明隔著馬路，竟然被她發現了。難道我偷麵包的事曝光了？不妙……我覺得偷了教會的寶貴麵包後逃跑，會遭到神的譴責。

「傍……傍晚就回去！」

我拚命擠出笑容，脫口而出根本沒打算這麼做的話。

我從緊急出口進入體育館。停車場停著廂型車和小型巴士。許多包裹在毯子裡的人被陸續抬出來。被放置在窗板和鐵皮浪板上的人，全都維持最後的姿勢永遠靜止不動。無能爲力的家屬們甚至沒有力氣哭泣，呆愣著目送親人被抬走。我和他們一起進入劍道場。

人們裹著毛毯，在狹窄空間裡睡覺。即使親眼目睹搬運遺體的過程，我依然認爲這些睡著的人還活著。我從來不曾見過這麼多遺體並列的景象，這樣的現實超出我的理解範圍。畢竟，人類不一定能理解眼前所見的景象。

一名被放置在窗板上的幼童被搬運至我的身旁，從毛毯中露出的腳一動也不動。我沒有聞到屍臭味，體育館內四處飄散不知從何而來的髒汙臭味。宛如古早年代沒有沖水馬桶、只能使用便桶的廁所散發出的強烈惡臭。

我們全家人齊聚在一起。深夜，躺在我身邊的哥哥突然低聲悶笑。

「你怎麼了？」

「到處都有打呼聲，好像田裡的青蛙叫。」

「眞的欸！」

這些打呼聲，和我小時候去海邊玩，躺在民宿被窩裡聽到的青蛙大合唱一模一樣。我想起信仰基督教之前的溫馨舊日時光，以及身爲基督徒的自己認眞做禮拜的模樣。一切都崩潰了，我被徹底打敗。我流下眼淚：「眞的，好像蛙叫。」我邊哭邊笑，不想讓哥哥察覺我的異樣。

走在街上，腳邊散落著崩塌的屋頂，眼前的地面上插著廣告看板。

「我的家人還在這裡長眠，請不要隨地小便。」

一戶被燒毀的殘垣斷壁中，有位老婆婆沉默撿拾家人的骨灰。不知從何處撿來的毛毯上，只有一隻貓呼呼大睡。

我們家被親戚收留，借住在二樓的閣樓。母親過於疲累而罹患感冒，正躺著休息。我屈膝坐在母親身邊看書。親戚在這間狹小的房間設置攜帶型電視，沙沙作響的顯像管傳出李斯特《巡禮之年：第三年》的鋼琴聲。外面傳來自衛隊直升機飛過的螺旋槳聲，我從書本中抬起頭，側耳傾聽李斯特的琴聲。在發生地震的現實裡，不對，應該說在這個世界的現實裡，我彷彿不存在。傍晚和父親一起散步的那條鄉間道路和紫色的天空，現在全淪爲重災區而變成異世界。我不斷拉肚子又便祕，內褲總是洗不乾淨。

「我很快就會變老、死掉。人啊，還來不及享樂就死了。假如還有夢想尚未實現，該怎麼辦？」

我變得害怕睡著。擔心一覺不醒，就這麼死了。高中生物老師在自己家裡被倒塌的房子壓死。老師從那時起，再也無法感知漫長的時間流逝，畢竟他已經不存在了……一旦冒出這種想法，無論再怎麼轉移注意力也沒用。

生活雖然很快安定下來，我的身心狀態卻「復甦」得很慢。我非常頻繁——尤其三更半夜——打電話給牧師。

「不好意思……我有話想對您說。」

「嗯，沒關係。你來吧！」

牧師從來不曾拒絕我。如今我根本不記得當時向牧師說了什麼話。

「他明明沒做過任何壞事，爲什麼死在地震中呢？」

很遺憾，我完全想不起牧師的回答。儘管如此，牧師誠摯回應我的模樣，至今仍鮮明地留存在我的腦海裡。

是惡夢，亦是好夢

「……先生，你還好嗎？」

我被護理師搖醒。因爲我在睡夢中呻吟大叫。我已經住院兩個多月，這種情況越來越頻繁。遠離世間的喧囂——亦即與社會隔絕——在四處受限的生活中，我只能全心全意面對自己。這或許成爲施加在我身上的新壓力。

然而，那一天，惡夢停止了。我夢見以下的場景。

我正走向警察局，準備去自首。距離我犯下殺人事件已經過了好幾個月。我隱藏得很好，無人察覺。身邊包含妻子在內的所有人，全都不知道我竟然殺人，對待我的態度依舊滿懷愛與敬意，和我殺人前如出一轍。我被人如此親近與尊重，對方越向我露出純眞笑容，我越無法繼續隱瞞犯罪事實。

因此，我前往警察局。這確實是改過自新的決定，亦是爲了逃離長期隱瞞的痛苦。或許正因如此，我邁步前進的感覺，與其說是強大決心，更多的是悄悄逃跑的虛浮感。

前往警察局的路程頗爲漫長，心底的不安令我萬分煎熬。背後似乎有人跟隨，並緊盯著我瞧。像剛好走在我的身後，也像跟蹤我，也可能和我有同樣的目的地。但我確信，那個人絕對不知道我打算去警察局自首。我感覺那位與我同行的人像是妻子，像是我的主治醫師，像是神。我筆直走在安靜的馬路上，終於看見站在警察局門口的警察。啊，總算能放輕鬆了——浮現這個想法時，我醒來了。清醒後，覺得渾身舒暢。

做這個夢的不久前，我的身上出現一些變化。並不是某一天突然變成這樣。而是宛如黑夜逐漸破曉，天空漸漸泛白。沒有一條明確分界線，而是在不知不覺間慢慢改變。此時我終於明白，「對方也有話要說」是一件多麼理所當然的事。

對方也有話要說

我向主治醫師訴說迄今為止遭遇的困境，總是用「這是○○造成的」「我因為○○才這麼做」的句型敘述。

舉例來說，高中時輟學過，告訴醫師這件事的時候，我的說法是：「老師們都不理解我，逼得我輟學。」說起大學時期，在神學系發生過更換畢業專題討論的經歷，我的印象是：「教授說我無能，不肯指導我。」

當然，這次住院的原因也是「在職場遭受壓迫」「再也無法忍受和那種（那些）人共事」等，堅持主張都是因為周遭的人不理解我，與我為敵，我一點都沒錯。無論談論什麼事，都緊守著自己是無辜受害者，對方是百分之百邪惡加害者的立場，以被動語氣「我被怎樣怎樣……」訴說。

我除了貫徹這種主張以外，強調自己是受害者的同時，還越說越憤怒。這個樣子的我，明明非常無辜，周遭的人卻老是不理解我，讓我背負莫須有的罪名，用錯誤的方式對待我。我的不滿因此日漸累積。主治醫師嚴厲批評我時，診療中的我瞬間暴怒：「你在羞辱病患嗎！你根本不打算理解我！」我大吼大叫，雙手猛拍桌子站起來，一腳踢翻椅子。順帶一提，曾有病患破口大罵並恐嚇醫師，導致診療中止，那位病患甚至被醫院列爲拒絕往來戶。

自從經歷住院後已過了六年，現今我去看診的精神科醫院，張貼著巨幅海報，呼籲禁止暴力行爲。回想起當時場景，我對主治醫師如此放肆，他卻強忍著守護我恢復健康，讓我恨不得挖個地洞鑽進去。暴怒失控的我，絲毫不曾顧慮「對方也有話要說」。

主治醫師對我的怒火無動於衷。

「這樣威脅我是沒用的。您的怒火不能任意操縱我。」

主治醫師安靜又堅毅地端坐著，抬頭看向踢倒椅子站在一旁的我。被主治醫師這樣盯著，彷彿被他看透了一切，令我尷尬不已。無處宣洩的情緒讓我覺得好累，重新坐下來後，主治醫師一如往常繼續看診。

他聽了我的話之後，不厭其煩地詢問：「您認爲對方那時是怎麼想的？」一遍接著一遍，釐清我的問題點。幾次診療後，我發現其實我從來不曾思考過：「對方是怎麼想的？」

少年的表情

醫院大樓以ㄇ字形環繞中庭。三樓是男性封閉式病房，四樓是女性封閉式病房。五樓把ㄇ字分成兩半，分別是男性和女性開放式病房。因此，雖然號稱封閉式「病房」，稱爲封閉式「樓層」更貼切。

總之活動範圍非常狹隘。無所事事時，只能繞著ㄇ字走來走去，無法上樓或下樓。

然而，就算有可以做的事，往往最後也做不成。如同〈第三章〉描述，我想安靜地看書，但少年們一直找我說話。整體來說，少年們的年齡層偏低。我自己也是個正在接受治療的住院病患，他們卻想從我身上尋求導師、領袖，甚至是父親的形象。我能理解他們的心情，也能產生共鳴並同理他們。然而，無論是廁所、餐廳、房間，我走到哪裡，他們都跟到哪裡，令人受不了。

我越來越沒耐心笑著回答他們的問題，變得隨意敷衍。尤其面對馬列，更讓我心累。他如影隨形跟著我，隨時都要和我說話。我可能想做其他事、當下覺得很累、需要思考、想要獨處……馬列完全無法察覺。即使我皺眉瞪他，馬列依然面帶微笑。

有一天，我再也受不了他天眞無邪的笑容。

「不好意思你能讓我獨處嗎！」

突然挨罵的馬列面無表情地呆立在我的面前。原本就沒什麼表情的少年，這種時候依舊面無表情，讓我更不爽。我發火罵人了欸？你應該嚇一跳才對呀！快逃啊！再不濟也要生氣啊！

馬列用「面無表情」回敬我，我也有自以爲是的地方。我期待他展現像電視劇演員般明顯易懂的喜怒哀樂。我想看見他被我怒罵之後，出現渾身僵硬、低著頭、眼眶浮現淚水、滿臉通紅……諸如此類的反應。

馬列的成長過程、導致住院的各種症狀、藥物副作用等眾多複雜因素造成他的「面無表情」。不對呀！難道人類天生就像電視劇那般「表情豐富」？究竟是我單純無法理解他的表情，抑或是我當下無法用言語來形容那個表情而找的藉口？

那一天夜裡，我終於明白馬列也是有「表情」的。

就寢時間一到，我爬上床，發現隔壁床的馬列不在。這間房間包括我，總共有三個人入住。當時除了我以外，只有一位老者抱膝坐在最裡邊的床上盯著我，向食物吐痰。

馬列拜託護理師，那晚讓他去其他房間睡覺。沒錯，他藉由搬去其他房間的舉動，向我展現「表情」。那是對我的所作所爲感到受傷與難過，以及對我的憤怒。

我躺下翻身，看著馬列不在的床鋪，對自己的言行舉止生出一股厭惡感。我完全沒碰隔天的早餐，歸還餐具時，把所有食物全倒進廚餘桶。護理師當然發現我的「異常行爲」，立刻向主治醫師報告。

主治醫師對我說：

「我觀察您的協調性，發現有些問題。發生什麼事讓您有必要這麼生氣？嗯，雖然不知道這樣的判斷最終是否正確，總之您似乎已到達極限了，那就搬去開放式病房吧！」

儘管至今我仍搞不懂主治醫師這番話的意思，一想到終於可以從少年們的圍繞中解脫，搬去開放式病房，便十分安心。

少年們非常羨慕我能搬走。他們一臉羨慕的模樣令人心疼。畢竟這裡有人住院超過半個世紀，誰也無法保證這些少年在變成老頭子之前一定能出院。馬列大概也是這些心生羨慕的少年之一吧！

事實上，儘管我和馬列他們的交情匪淺，但我完全不記得搬走時如何與他們道別——因為我又暴怒了。這件事讓我耿耿於懷，就像我在職場上暴怒那樣，這次是對馬列氣憤難當。暴怒後的我被「我不行了！」的感覺淹沒，和之前一模一樣。

對我而言，暴怒意味著迄今為止累積的信任關係全被破壞殆盡。由於暴怒的瞬間我完全無法控制自己，因此當下根本不明白其中意義。經歷暴怒激動之後，我感到一陣絕望：「唉，一切都完了，再也無法修復了。」或許我想盡快逃離馬列的身邊吧？因此我不願記起當時是否曾向他道別，是否曾為了暴怒而向他道歉，還是就這樣轉身離去？

「解放式」病房

開放式病房，顧名思義就是對外開放的病房。只要在管制時間內，都能向護理師申請前往一樓，也可以好好打扮自己。

儘管男女病患分別住在不同房間，但可以一起用餐，這一點和封閉式病房很不一樣。「來，加油再吃一口！好棒！你吃了很多耶！」護理師在年輕的女性病患身邊鼓勵著。我猜這位女孩可能罹患厭食症。

封閉式病房的廁所沒有提供衛生紙，病患必須自行購買衛生草紙。開放式病房的廁所從來不缺衛生紙，馬桶也沒有沾染穢物，非常乾淨。

洗手臺流出來的竟然是溫水！這就是開放式病房嗎？跟封閉式病房也差太多。讓我感覺差異最大的是浴室。

封閉式病房的浴室！對待病患猶如被俘虜的囚犯，年輕的女護理師們不僅在更衣室監視我們脫光光，還穿著塑膠圍裙和橡膠長靴，在浴室裡緊盯著監視我們清洗身體。洗澡的時間非常緊湊，連一分鐘都不給我們泡澡。開放式病房則完全不同。

護理師只會陪同病患走到浴室門口，脫衣服和洗澡都由病患獨自完成。可以自由自在地慢慢洗，悠閒地泡澡，眺望照進窗戶的光線做個深呼吸。浴室充分發揮洗澡的作用，除了洗淨身體，更具備放鬆身心的功效。即使我尚未出院，仍感受到從戰俘生活回歸部隊的心情。浴室的差異，最能讓我深切體會開放式病房簡直就是「解放式」病房。

開放式病房全是女護理師。現今對於男性和女性的性別認知或許有所不同，但總的來說，我來到開放式病房後，才明白封閉式病房的男護理師對於飲食控管有多麼隨便。

我在一樓商店買了「食用辣油」。早餐和晚餐時，在白飯上淋上辣油是我的小確幸。然而，在開放式病房裡，早餐滿足地享用辣油之後，晚餐時再次向護理師拜託：「請給我辣油。」護理師卻回答：

「不行。一天只能吃一次辣油，否則會攝取過多鹽分。」

從這種小地方可以看出，開放式病房對營養管理有多麼嚴謹。

不曾交談的青年

開放式病房裡，我和許多人相熟起來。包括之前搬到開放式病房的山下先生，我與多位年長者交好。只要聊上幾句，馬上發現這裡的患者症狀都比封閉式病房來得輕。這裡的病患有著各種背景，從事各種職業；開放式病房也不會令人產生像封閉式病房那樣遠離社會的感覺。

這些病患中，有名青年從不曾開口和我說話。他的年紀大約二十六、二十七歲左右。我們幾乎不曾交談過，不記得他的名字，但他精幹的容顏至今依舊讓我印象鮮明。他看起來像公司的業務員，不知爲何身心崩潰而住院。我看著他時，心中浮現這種形象。

他在這裡住了滿長一段時間，會動作俐落地幫助年長者，有禮貌地向人打招呼，展現領導風範，似乎很喜歡照顧人。在他眼中，只會看書、貌似（畢竟他沒和我說過話，只能用「貌似」來形容）滿嘴大道理的我，或許是散發違和感和厭惡感的存在。

進行職能治療時，我畫著自畫像，他在不遠處用電腦打字。儘管我不想偷看，但在我的視線範圍內，依然能聽見職能治療師對他的指導。

「你打出名字了，很棒！接下來，請試著打出這一段文字。」

他遵從職能治療師的指示，一個字一個字，看著鍵盤尋找符號，伸出食指，啪嘰、啪嘰開始打字。他用的不是羅馬拼音，而是平假名輸入法。

看來，他應該不是我想像中的業務員。隨後我從他和大叔們的談話中得知，他在這間醫院改建之前便開始住院。

改建是十幾年前的事了。也就是說，這位青年和馬列一樣，都從十六歲左右的十幾歲出頭便開始不斷住院又出院，或一直住院。馬列使用的是小學五年級的練習冊，這位青年的識字能力大概也差不多。這麼長的住院生活，說不定也剝奪了他的學習機會。

我想起爲了馬列向護理師提出意見，得到「這裡不是學校」的回覆。

開放式病房不像封閉式病房那樣遠離社會——這是我剛搬到開放式病房的最初感受。然而，事實並非如此。開放式病房也有十幾年來和教育與就業無緣的青年。

這位青年可能也是社會性住院的犧牲者。從今以後，這位青年或許將一直住在這裡直到老去，猶如住院超過半個世紀的竹野先生。

我不禁想到——馬列呢？阿翔呢？阿清呢？阿良呢？有任何跡象顯示，他們很快就能出院並接受教育或職業訓練嗎？他們的世界是否將一直侷限在這間醫院，看著身體逐漸浮現皺紋？等他們長到竹野先生的年紀，我早已不在了——我切實感受到社會性住院是多麼可怕的漫長。

我向青年打招呼，他一臉無奈地回答「嗯」，旋即撇開目光。我出院那天向大家道別，他仍是這副模樣。

我至今依然很在意他。當時我很想了解他的事。我想著「對方也有話要說」，加上主治醫師給我的指導，讓我無論如何都想知道他有什麼話要說。對他而言，這個世界怎麼了？他從事什麼職業？出院之後有目標嗎？想學什麼東西？這些我未曾深思過的問與答，他應該都有想過。希望他能告訴我。

在這間醫院的住院生活期間，他恐怕是明確拒絕與我交流的第一人。他究竟如何看待我？我真的不明白他對我散發厭惡感的理由。我想知道「在他眼中的我」。

這些疑問將一直殘留在我的心中。

我想起山下先生搬去開放式病房時，一臉爲難的模樣。山下先生爲什麼不坦率表現出開心呢？難道是因爲被留在封閉式病房的少年們的羨慕眼光太難以招架嗎？不久之後我也搬走了，他們是否覺得我是個旅人般的存在呢？這位只窺視一小角的旅人，到底了解我們多少？——對於在此已居住十餘年的他來說，頂著一副什麼都懂的臉入住、和誰都能相熟聊天、再笑著離開的我，大概是個隨意踐踏病患的內心、炫耀醫院外面世界的存在吧！

出院後，我在醫院一樓的櫃檯前，遇到從商店走出來的他。我走向他，笑著打招呼：

「住院時承蒙你的照顧！」

他明明站在我的面前，揮手的對象卻不是我，而是在我背後、同樣住在開放式病房的大叔。彷彿對我視若無睹。

封閉式病房的各種規定 05

夏日祭典

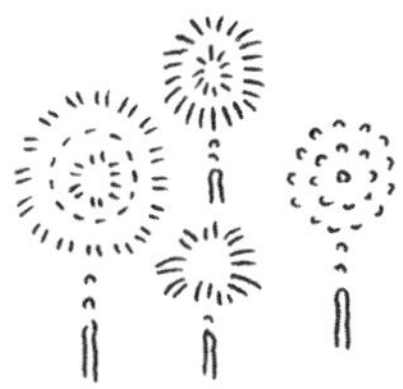

家屬可以一同參與。理事長致詞後，就能在體育館內的攤販購買章魚燒和炒麵等小吃。現場有祭典舞蹈表演。最後來到戶外，觀賞由業者施放至高空的小規模煙火。

根據診斷結果加療

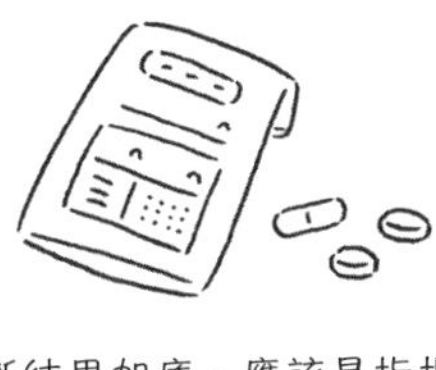

若醫師說要根據診斷結果加療，應該是指根據診斷結果進行治療。讓病患嘗試不同藥物，找出合適的種類，並根據適當藥物進行診斷。醫師表明：「若藥物不合適，副作用會讓病患對家人暴力相向。失控的病患非常危險，不可能讓他到門診接受治療。」雖然入住封閉式病房有可能遇到沒有床位的情況，但起碼能確保病患的安全。

終章

不執著，亦不自卑

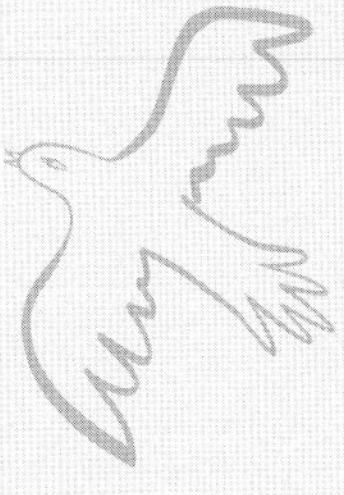

罕見的病患

剛開始在封閉式病房接受診療時，主治醫師的一番話至今令我印象深刻。「像您這樣，研究所畢業被尊稱為『老師』的人，治療進度這麼快是非常罕見的。在我的從醫生涯中，為罹患發展障礙且被稱為『老師』的病患診療，您是第一人。因此，我將抱持非常積極的醫學熱忱投入這個案例裡。」

這麼說來，我有一位非常聰明的朋友，我總覺得他或許有發展障礙。我向他提議：「我現在正在接受這種治療，各方面都平靜下來，渾身輕鬆許多。你不妨也試試看。」他回答：

「精神科醫師說的這些話，我就算不去醫院也全都知道。我現在大概能想像自己會怎麼反駁醫師，因此去了也沒用。」

他的口才絕佳，我根本不知道該怎麼反駁他，於是不再多說。我覺得他恐怕這輩子都不會向精神科醫師求助。他認為能掌控自己的一切，那麼我自己又是什麼樣子呢？

即使不像朋友那般激進，我也用了不少歪理反駁主治醫師。我甚至只肯告訴主治醫師對我有利的資訊，隱瞞對我不利的事實。他點明了我的態度，經常批評我「操控醫師做出有利於自己的診斷」。

如同前文所述，我和主治醫師格鬥的過程中，終於開始出現康復的徵兆時，我做了那個夢。那個我受不了繼續隱瞞殺人的事實，決定去自首的夢。現在回想起來，主治醫師宛如神探可倫坡。他確認我殺人的事實，憑著推理，一舉打破我看似完美的不在場證明，一步步逼進，讓我無處可逃。被他逮捕之前，我終日惶惶不安又恐懼，被逮捕之後，老實說總算鬆了一口氣。

有一位大叔，日復一日，整天用右手觸摸牆壁，沿著牆逆時鐘行走。我不曾詢問過他的名字。我出院那天，大叔對我說：

「保重吶！我來這兒已經兩年嘍！」

大叔露齒微笑。

我打包好行李時，剛好是早晨的廣播體操時間。病患們在走廊上排隊做廣播體操。直到昨天爲止，我也是在那兒列隊的一員。

「保重啊！」

山下先生一邊做體操，一邊對我說。他應該也很快能出院。我定睛一瞧，每個人都面帶微笑目送我離開。胸口湧現一股溫暖，眼淚不禁奪眶而出。我背起背包，走向護理站。

造訪主治醫師的家

一般來說，醫師不會私下與病患交流。我不懂醫界的規定，說不定這種行為有違常規。儘管如此，我們夫妻倆決定，待我出院後便搬去其他地區，馬上脫離主治醫師與病患之間的關係。

我忘了由哪方提出邀約，我們前往主治醫師夫婦居住的醫院所提供的家庭式宿舍。畢竟是土地過剩的偏遠地區，即使是醫院宿舍，也是寬廣的獨棟房屋。我們相談甚歡，一起享用烤肉，把酒瓶裡的酒喝得一滴不剩。

手裡搖晃酒杯的主治醫師向我坦承：

「老實說，我原本打算放棄治療您。我曾聯絡您的恩師，向他請教該如何與您相處。」

住院之前，我為了保險起見，告訴主治醫師我和妻子的共同朋友尾高牧師的聯絡方式。

尾高牧師，是妻子單身時期參加教會的牧師。我們結婚後，我透過妻子開始與他熟識。新婚時期，我們夫妻吵架時，我常哭著向他求助：「該怎麼辦才好？」（有時真的很難只靠夫妻二人面對困難，我由衷感謝身為長輩的第三方願意與我們討論）。因此尾高牧師深知我的經歷與性格。主治醫師在診療過程中，頻繁與尾高牧師透過電話和電子郵件聯絡，竭盡所能地弄清楚我的性格特徵、遇到的問題等各項資訊。當然，主治醫師已取得我的同意，我甚至主動拜託主治醫師：「尾高牧師應該願意給予協助，任何事情都可以去問他。」

話說回來，我只不過是他手中眾多病患的其中一人罷了。我原本毫不期待尾高牧師能和主治醫師合作，沒想到他竟然為我設想到這個地步。「我可能無法再為他治療了！」儘管主治醫師感覺已到達極限，仍向尾高牧師尋求意見，出乎意料之外地繼續為我診療。我不知道醫師的薪水有多少，但他顯然做出了遠超過薪資水準的付出。

更加立體地了解我

這也是我在封閉式病房接受治療時的事。主治醫師除了徵求尾高牧師的建議，同時強烈表示希望和我的家人當面討論。我曾在診療時告知主治醫師，我的父親十年前因腦中風病倒，難以行動及與人交談，因此他希望與我的母親面談。他想了解母親如何養育我，以及從母親的角度如何看待兒子的現況——我感覺主治醫師為了客觀分析我，無論如何都想和母親當面詳談。

然而，母親當時快八十歲，腿和腰都疼痛不已，難以出門。加上母親很怕搭飛機，從老家到我住院的醫院，連我都感覺路途迢遙。光是往返居住地和老家，我們夫妻為數不多的津貼就已全都花費在交通上。我告訴主治醫師，不可能讓母親前來面談。但他彷彿對我的話置若罔聞，並表示：

「我很明白您說的話。然而，我想知道您在父母眼中的成長經歷，因此現在我希望與您的雙親會面。畢竟，只靠您說的話，實在難以令我放心當作診斷依據。」

我還在猶豫是否要請母親過來，他催促道：

「我已經聽夠您說的話了。若您不願意請母親過來，那麼根據診斷結果的加療便到此爲止！」

當時已接近颱風季節，我費了好大一番功夫，才說服害怕搭飛機的母親過來一趟。原本母親預定來訪的日期，果然遭遇暴風雨而被迫取消。主治醫師拜託我，設法遊說意興闌珊的母親再度啓程。好不容易出發日期和天氣相互配合，姊姊陪同母親一起轉乘火車，來到這個偏遠地區。

母親、姊姊、妻子和我齊聚一堂，主治醫師要求我和妻子離席，只和母親與姊姊面談。他們可能談了超過兩個小時、接近三個小時。我和妻子踏出診療室，坐在走廊的沙發上。等待過程中，醫院的電燈逐漸熄滅，清潔人員拿著拖把開始在走廊拖地，讓我們愈發不安。

我不知道他們花費這麼長的時間，到底都談了些什麼。我想，既然把我排除在外，便不該追根究柢去詢問，因此也不曾向主治醫師和家人們打聽。總歸是主治醫師綜合我和家人說的話，去探尋我的「畫像」。母親和姊姊順便來趟兩天一夜之旅。我得到外宿許可，去車站送別打道回府的兩人。她們的臉上一直掛著微笑。沒想到，後來姊姊向我坦承：

「看到你在車站向我們揮手，我只能拚命忍住別哭出來。」

自己的弟弟在精神科醫院住院。在此之前，包括朋友和認識的人，身邊從來沒有人去精神科住院過。對堅強的姊姊來說，我的住院是相當大的打擊。

至於父親，則留在老家看家。十年前，父親因腦中風病倒，從此語言能力和右半身都處於麻痺狀態。

有一次，我用封閉式病房裡唯一的一具公共電話打給父親。我和父親都喜歡聽音樂，他結結巴巴地說：

「下次，一起，聽……爵士樂。」

僅僅一句話，就令我嚎啕大哭。話筒的另一端，也傳來父親的嗚咽聲。我第一次見到父親這樣哭泣。說是見到，也只能透過電話想像。再次見到父親哭泣的模樣已是兩年後——我去醫院探望臨終前的他。

該介入嗎？還是默默守護就好？

看了我的故事，或許有些讀者驚訝於主治醫師的獨特之處。有些人可能很討厭這種醫師。我和他爭論的次數早已多到數不清。他的所作所為稱得上是對病患個人思維和隱私的干涉及越權行為。

不過，當時我已超過四十歲，思維早已僵化，懷揣一定程度的自信與信念，內心冥頑不靈，實在無法坦率接納他人的意見。我和極富可塑性的年輕人不同，想讓我就此改變，需要非常的治療手段。

「我知道精神科醫師會說什麼話，所以沒必要接受診療。」我沒有權利批判如此斷言的朋友。畢竟我也不是根據自己的判斷而決定住院。我是被妻子說服而同意的。我在工作場合暴怒大吼，躲進牧師館，鑽牛角尖想著：「一切都完了，再也無法修復了。」隨後滿腦子只想著去死。我這輩子從來不曾如此具體又真切地想要去死。此時，妻子用微弱的聲調說：「欸，去住院吧？」

妻子的身心狀態其實不太穩定。當她需要住院時，她就會住院。面對這樣的妻子，我一直覺得都是我單方面給予協助，而且也想維持這樣的現況。如今，我竟然如此任性袒露內心的想法。老實說，雖然很丟臉，但我眞的不想從指導者的立場放下身段。因此當妻子說出「去住院吧？」的時候，我大受打擊，一時間難以接受。

原本我堅持不住院，只想持續去門診接受治療。妻子便帶我前往醫院前的那一片廣闊河床。

我已經不記得在廣闊河床上散步時，和妻子聊了什麼。唯一能確定的是，她沒有哭著說服我。她完全沒有表現出任何激動的行爲。我們悠閒漫步，聊著昨天發生的事、今天發生的事、吃了哪些東西。聊天內容與治療無關，全是些不重要的瑣事。一邊聊天一邊觀看停在路邊的腳踏車，接著繼續散步。和妻子結束散步後，我下定決心——那就住院吧！放下身上的一切重擔，重新開始整頓。

站在被人尊稱爲「老師」的立場，一直以來都站在前往精神科醫院慰問他人的立場的我，購買了住院用的一整套家居服，遵守住院規定，拔掉腰間的鈕釦，脫下西裝換上這一身。腳上穿的不再是皮鞋，而是夾腳拖。走路時緊抓著腰間鬆垮下滑的褲頭，避免內褲走光。不再拿著心愛的馬克杯品嘗熱咖啡，改用漱口杯啜飲用溫水沖泡、只有半杯的泥水咖啡。

投入這樣的住院生活需要相當的勇氣。如同本書開頭所述，住院第一天的心情宛如從將軍淪爲囚犯。然而，一旦投入其中，就會發現其實也沒那麼可怕。那裡不是什麼光怪陸離的世界。雖然進行職能治療時，看著窗外路過的上班族會心生感慨：「啊，那邊是社會，這邊是社會之外。」事實並非如此。醫院裡同樣也是社會。

確實，這裡是偏遠的醫院，設備和觀念都很老舊，有許多問題。儘管如此，這兒依然是個「普通的」社會，住院的人們既不是怪物，也不是異常人士，只不過是一群「普通的」人，只是和商業社會及學歷至上的社會不太合拍罷了。住院生活不僅讓我徹底重新認清自我，也讓我明白「普通」無處不在。

我很感謝妻子。假如沒有她低聲說的那句話，我就不會住院；那麼被逼到極限的我，說不定會自我了斷。我以爲我在照顧及保護妻子，其實是自認爲比她優越，她卻對我說出無可取代的那句話。這件事扭轉了我的人生觀。

迄今爲止，我深信身爲牧師，必須照顧並指導心懷痛苦及煩惱的人，這是我在上帝面前油然而生的自負。然而，我只是個軟弱的人類。承認自己的軟弱沒什麼好自卑的，這反而是生而爲人的證明，應當引以自豪。

又恐怕我因所得的啓示甚大，就過於自高，所以有一根刺加在我肉體上，就是撒但的差役要攻擊我，免得我過於自高。為這事，我三次求過主，叫這刺離開我。他對我說：「我的恩典夠你用的，因為我的能力是在人的軟弱上顯得完全。」所以，我更喜歡誇自己的軟弱，好叫基督的能力覆庇我。我為基督的緣故，就以軟弱、凌辱、急難、逼迫、困苦為可喜樂的；因我什麼時候軟弱，什麼時候就剛強了。

（《哥林多後書》第十二章第七至十節）

有一根「刺」加諸在使徒保羅的身上，意味著罹患某種疾病。他承受這種痛苦，一邊哀嘆：「爲什麼有這種痛苦？神爲何這麼做？」一邊祈禱。他在這個過程中頓悟。我們不應爲了自己的強大而自誇，應以軟弱爲自豪。關注的重點並非自己一成不變的一致性，而是綻放變化的破口。軟弱之處其實蘊藏眞正的光輝。

包含我在內的多數男性，很難察覺自己的軟弱，也很難承認自己被逼迫到需要求助的地步。「像個男子漢」「男兒有淚不輕彈！」諸如此類的口號，加上世代流傳的「娘娘腔」等標籤，向他人示弱是種恥辱的觀念深植人心。因此我們隱藏自己的軟弱，披上盔甲，不得不強調由學歷與工作堆積而成的自負。

被尊稱爲「老師」的人，有時很害怕從這個頭銜當中放下身段。已把「像個男子漢」刻骨銘心的男性們——我也是其中一員——非得被逼到很想死，產生「算了乾脆去死吧！」的念頭，才會察覺自己深陷痛苦之中。畢竟男人就該咬牙忍耐。即使明白大哭一場就能發洩，卻不知道該怎麼哭；不是不想哭，而是哭不出來。

對我來說，妻子提議「去住院吧？」是一次轉機。單方面決定我很軟弱的妻子，在最危急的時刻幫了我一把。現在我已能夠和所有人談論這件事。當我感覺身體不適，可以馬上表示：「我現在身體不舒服。」

我總共住院三個月。其中兩個月住在封閉式病房，最後一個月住在開放式病房。在那裡遇到各種不同的人，聞著從彼此的衣服和脖子傳來的汗臭及體味，永遠吃不飽的空虛伙食，下午三點的點心和泥水咖啡——這兒的一切，至今仍鮮明地留存在我的回憶裡。

住院後的我，一度放下了「我」，走下「我是我自己的主人」的位置，委託醫療人員代爲管理各項事務——除了委託生活一切瑣事，連思維模式也委託給了主治醫師。比起委託生活瑣事，把思維模式交給他人代管更加艱辛。當我做到這一點時，體驗到了巨大的解放感。

剛出院時，我還有點懵。我辭去教會和幼稚園的職務，與妻子一起返回家鄉。在平靜生活中，我切實感受到放下「我」之後的輕鬆。雖然沒有工作，卻不再恐懼。一切自有安排。

這種感覺與「怎樣都無所謂」不同，即使沒有依據，仍讓我充滿自信。和妻子一起眺望夕陽西下的稻田，我心想「現在死了也沒關係」。我相信，讀著們一定能理解這個念頭和「現在好想死」完全不一樣。

出院後的差別

以上是我的住院紀錄。出院後就是幸福快樂的結局嗎？畢竟我的人生尚未結束，距離結局還很遠。就算可以把人生的某個局面歸於幸福或不幸福，我也不想這麼做。

最近，推特出現許多探討歧視問題的推文。我出院後，一度遺忘的言語又再度出現在我的面前。實在搞不懂，這到底是對我的歧視，還是對我的——即使我根本沒接收到——擔憂。

我離開精神科醫院以後，辭去教會職務，返回家鄉，暫時和妻子一起租屋生活。這是第二次失業。第一次失業是辭去第一份派駐地的職務。當時我們剛新婚，宛如「嫁給」陌生地區的妻子，因不習慣新生活導致身心失調，支撐不住而去精神科住院。這是我第一次體驗到身邊親近之人去精神科住院。我爲了照料妻子的病情，最終辭去教會職務。再也沒有比人生第一次失業更令我焦慮不安的事。然而，這次不僅是第二次失業，甚至透過與主治醫師的嚴厲對話，深刻窺探了自己的內心。因此我非常平靜。不但不後悔，甚至生出一股成就感。「從現在起，無論發生什麼事都沒關係，我都能接受。」懷著這份對自己的信心迎接生活。

我從租屋處出發，花費近兩個小時轉乘電車去精神科診所看診。儘管離我家更近的地方也有精神科診所，但這一間診所是朋友推薦的，值得信賴。第一次造訪時，我被昏暗的診所嚇了一跳。不僅候診區很昏暗，看診的醫師也因爲疲倦而顯得暗沉。他的「疲倦」不只是身體上的疲倦，而是這位醫師對於面對病患這件事已感到疲憊不堪。相較於堅持不放棄與我對話的主治醫師，這位醫師對病患已然絕望。他對於病患的康復完全不抱任何期待。這一點，從他敷衍又公事公辦的態度可以看出來。

第一次看診時，醫師把聽取病人自述的工作全交給兩位（也許是剛成爲）臨床心理師的實習生。我聽著她們頻頻發出不靠譜的驚呼聲「原來如此，是這樣啊！」——畢竟是實習生，難免如此，也拿她們沒輒——總之我把事發過程交代一遍。

在其他診間和實習生說了一陣子的話，我進入診療室。醫師突然當著我的面，配著咖啡吞下立舒定（譯注：抗焦慮劑）。他對一臉訝異的我說：

「哎呀，我常吃這個，能幫我平靜下來。請別在意。」

看著這樣的他，讓我想起住院時主治醫師曾說過「立舒定會讓人產生依賴，我不會開給你吃。」

儘管如此，我依然持續去這間診所看診。每當來了其他實習生，我就得向這些臨床心理師的幼苗從頭講述一樣的話，但作爲醫師的他卻一點都不想聽我自述。

「反正精神科醫師就是這樣啦！有夠累的。」他開玩笑似地說著自虐言論。我咬牙憋住苦笑，想起初次派駐時，負責治療妻子的院長說過的話。他也半自暴自棄地對我說：「自殺的精神科醫師還滿多的喔！」他們竟然也……。

有一天，他很難得總算像個醫生地向我提問：

「你接下來有什麼打算？」

我想了一會兒，回答：

「我想再度成爲牧師，試著從零開始再次出發。」

醫師一臉詫異地盯著我的臉說：

「罹患精神障礙的你竟然想從事責任重大的工作，你是認眞的嗎？」

我沒有暴怒。沒錯，被說了這麼傷人的話，我沒有暴怒，只是沉默不語——然後再也不曾踏進這間診所。

之後發生許多事，爲了避免占據過多篇幅，請容我省略。最後我被介紹到目前工作的教會。當牧師赴任所需的一連串手續即將辦理完畢，只剩下搬家時，我聯繫了一位我很信任的資深牧師，準備去拜訪他並告知我的派駐地。雖然過程很艱辛，總算也找到了我的落腳之處。這位牧師非常了解精神醫療和心理學，能比其他牧師更理解我經歷過的困境。

我在電車上喜孜孜地想著待會兒要向前輩說什麼，前輩會露出什麼樣的表情。到達前輩的教會時，他溫柔地笑著迎接我。「有一間不錯的店，去那邊聊吧！」他邀請我去一間很雅致的咖啡廳。

我把在上一個派駐地辛苦工作到身心出問題、後續的治療過程，以及決定這次派駐地的經過全向前輩傾訴。他仔細聆聽，並且把我說的話迅速記錄下來，整理成流程圖。我把該說的話都說完了之後，瞬間陷入一片沉默。我啜飲咖啡時，前輩緩緩地開口：

「建議你拒絕這次的招聘。」

我以爲我聽錯了。

「呃，已經決定好了欸？」

「還是拒絕比較好。你有重度精神障礙，曾想過管理教會是一項責任重大的工作嗎？」

「現在說這些有什麼用！拒絕的話會造成大麻煩欸！這不成了臨陣脫逃嗎？要是這麼不講道義，眞的再也沒有任何地方願意聘任我了！這麼說來，前輩願意替我告知對方嗎？你能說『我無法推薦這個罹患精神障礙的人』嗎？」

他卻說：

「這我辦不到。我沒有這個權限。只能靠你自己的意志去拒絕。只要說『我無法赴任』就好了。」

我感覺血液從太陽穴抽離而去。

你赴任後萬一惹出什麼麻煩，會連累我們的名譽，因此絕對不准去。但你要獨自承擔所有的罵名——是這個意思嗎？

我不記得那之後又和前輩說了什麼。他是我尊敬且信任的人，我想和他分享決定派駐地的喜悅。突然被他刺了一下，應該說是冷不防拋出的言語，實在過於冷酷。完全是預料之外的一番話，深深刺傷了我。

——總之瘋子不可能從事體面的工作是嗎？

反正我是個瘋子。一切都好煩啊！接下來要設法挽回嗎？還是去談判？我能完成如此艱鉅的事嗎？好不容易去住院、在封閉式病房痛苦地徹底認清自我，又總算出院後，竟然是這種局面！我沒有東山再起的機會嗎？不會吧！

我想起和主治醫師的對話。不能暴怒。這種時候更要靜下心來思考。我不停地想，不停地想。此時，住院時學到的智慧幫了我一把——絕對不能獨自煩惱的智慧。住院時，他是我的主治醫師；出院後乃至於搬家後，我視他為恩師並私下保持聯繫。我拿起電話撥給他。他曾不留餘地批評我的言行舉止，善盡醫師的職責，費盡心思促使我改變內心，這位曾經的主治醫師告訴我：

「絕對不要拒絕！去教會赴任吧！那個人說那什麼話，別理他！」

這次我不覺得喜悅，而是感到一股平靜且深刻的想法湧現出來。是啊，我只能自己去面對——自己的醜惡部分，以及軟弱。雖然還有不成熟的部分，首先必須接納它，接著克服它。接納這個樣子的自己，假如這個樣子的自己行不通，就努力改正它。我被診斷出的精神障礙確實會伴隨一輩子，儘管如此，我依然能成為牧師。一定可以的！試試看吧！

主治醫師不認為我花了三個月入住封閉式和開放式病房，就能解決所有問題。我出院後，被精神科醫師和牧師質疑：「像你這樣的精神障礙患者，竟然還想擔負重責大任的職位嗎？」即可得知我的障礙有多嚴重。這不是幸福快樂的結局。然而，主治醫師想表達的是，住院時不斷和自己對話，出院後也要持續下去，如此便足以承擔牧師的工作。他做出這樣的判斷後，告訴我：「去教會赴任吧！」儘管他已不再是我的主治醫師，他卻負起主治醫師的責任，向我宣告這番話。

害怕被人討厭，因此想盡辦法不要惹人討厭——我已經不在乎這種事了。當初我對每個人都點頭說好，到頭來還不是被厭惡。不可能完全不麻煩別人，讓所有人都喜歡你。放心去麻煩別人，得到大家的協助，如果依舊行不通，那就再次失業回老家吧！以後的事，以後再考慮。總之現在去試試看就對了！

於是我和妻子開始打包搬家的行李。身邊的人爲我們加油，歡送我們出發。我們來到現在這個地方展開新生活。後來又遇見許多人，在眾多協助的支持下，我持續工作，截至今年（二〇二一年）夏天已過了五年。

〈後記〉這是我們共同的自傳

根據日本厚生勞動省的紀錄，在醫療機構接受治療的精神疾病患者人數，至二〇一七年已超過四百萬人。其中，住院病患人數達到三十萬兩千人（包括失智症患者在內＊1）。

現在來找我討論煩惱的人當中，有許多正在精神科看診的人，幸好他們並不抗拒去精神科看診。另一方面，也可看出有這麼多人苦於精神失調。加上還在猶豫是否要去精神科就診的人，潛在人數就更多了。

以厚生勞動省自殺對策推廣室於二〇二一年一月二十二日出版《根據警察廳自殺統計推估自殺人數》中，與二〇二〇年版的「月別自殺人數推估（男女版）」比較，即可發現女性自殺人數從每月約四百多人增加至六百多人，男性則每個月皆超過一千人＊2。

根據數據斷定「男性比女性更痛苦」實在過於草率，女性亦苦於面對各種差別待遇、歧視與暴力，每個人身上的痛苦並無法和他人比較孰輕孰重。對於苦惱到自我了結性命的女性來說，意味著「這樣的我應該去死」。

儘管如此，針對男性死者人數更多的現象，我的推測如下：或許，男性比女性——人數上亦是如此——更少向其他人坦承自己的痛苦；不，更正確地說，相對較多的男性無法像女性那樣產生「自己很痛苦」的自覺，不知不覺間放任情況惡化，注意到時已經滿腦子想著：「去死吧！」也不對，並不是懷著「去死吧！」的念頭，而是礙於「我是男子漢，這沒啥大不了！」的觀念，無法向任何人吐露心聲。一直沒想到要向其他人吐露心聲，而逐漸邁向死亡，最後「啊，乾脆去死吧！」殞命身亡。

正如本書的詳細描述，我也是這些男性的其中一員。男兒有淚不輕彈，假如沒有特別意識到男兒這個主詞，也不會這麼簡單強調其專業性。然而，這裡指的專業意識說穿了，就是憑著毅力不斷努力的男性形象。讓我發現這一點的，是我身邊最親近的女性，也就是我的妻子。

六年前，我因精神失調而去精神科住院。所謂根據診斷結果加療，意即在住院期間嘗試各種藥物，找出最能改善症狀的藥物，再回溯確定診斷疾病名稱的方法。我住院前接受智力測驗，結果顯示非常可能罹患自閉症類群障礙。醫師甚至懷疑我同時罹患邊緣型人格障礙和妄想性障礙。儘管我沒有做出明顯的暴力行爲，但有自殺的危險，因此醫師建議盡快去封閉式病房住院。我猶豫一陣子之後，下定決心去封閉式病房住院。

封閉式病房。那裡的人擁有各式各樣的人生經歷。前文曾提過，有人甚至住院超過半個世紀。即使醫學上認定病患沒有住院治療的必要，卻因爲沒有能夠提供照護的家人，而被以難以維持社會生活爲由，被迫以社會性住院的形式一直待在醫院裡。我入住的這間醫院，對於社會性住院一詞賦予正向機能。

實際上，大約同一時期，傳出在福島被迫社會性住院超過四十年的伊藤時男的消息，這個問題引發社會廣大關注＊3。我入住的醫院，並非把社會性住院當成問題，而是視爲對精神障礙者的福利。但在我住院期間，仍有病患整天被束縛，被護理師抓著頭去撞牆。關於束縛病患的問題，二〇一七年五月，新聞報導有一位紐西蘭人凱利・薩貝吉在神奈川縣內的醫院死亡。在醫療相關人員和社會上都引發重大討論＊4。除了這起事件外，也有同樣因被束縛而亡的病患家屬提起司法訴訟＊5。

這些事件背景下，與我六年前住院的情況相比，現在在精神科住院的病患所處的環境應該多少有些改善。希望如此。此外，我也期待護理師和醫療人員的工作環境亦能獲得改善。他／她們的待遇得到提升，以及病患的「生活品質」獲得改善，是有緊密關聯且缺一不可的。

住院時令我印象最深刻的，是那群十幾歲至二十歲出頭的年輕人們。與他們的相遇徹底扭轉了我的思維。當我以牧師的身分談論信仰和愛時，內心其實是認定「生而爲人就一定要怎樣怎樣，畢竟社會就是這樣運作的」。然而與他們的對話，往往顛覆了我根深柢固的常識。我由衷感謝認識這群年輕人。出院後，我匆忙搬家，因此與他們斷了聯繫，令我深感遺憾。

其中一位少年說：「等我總有一天出院後，想要寫自傳。」我將這本書獻給這群年輕人。本書是他們的，也不只是他們，而是我遇到的所有病患們，以及支持我的醫療人員們的「自傳」。

爲了保護隱私，醫院名稱、地名、詳細住院日期都不會明確寫出來。少年們和所有登場人物皆採用假名，我們之間的對話和個人資訊都做了適當的變更。有時我會把好幾個人綜合成一個人來描述。儘管有所調整，我相信讀者們能明白，他們是確實生活在現實世界裡，至今依然活生生的眞實人物。

※　※　※

在本書交付印刷之前、我在做最後校對時，智慧型手機響起鈴聲。是之前的主治醫師打來的。我接起電話，他卻沉默不語，過了一會兒便掛斷了。我心想，啊！這個時刻終於來臨了嗎？開始祈禱。

兩天後的夜晚，他嚥下最後一口氣。一個月前，我們熱烈談論安穩的生活近況，竟成爲我倆最後的對話。

最後的幾天裡，我從相關人員那兒聽說他已經陷入無法開口說話的狀態。即使他已沒有力氣開口說話，仍然打電話給我。我不知道主治醫師即將離開這片土地之際，想要對我說什麼。不過，沒關係。醫師您的話語，我確實接收到了。

我將本書獻給妻子、在醫院認識的每個人、父母及姊姊和哥哥，以及扭轉我的人生觀、現在已在天國的主治醫師。

*1厚生労動省《知ることからはじめようみんなのメンタルヘルス》（從已知事實探討社會大眾的精神健康）

*2厚生労動省《自殺の統計：最新の状況》（自殺統計：最新現況）

*3NHK Heart Net〈60歳からの青春 精神科病院40年をへて〉（六十歲開始的青春：歷經精神科醫院四十年）

*4ForbesJAPAN〈日本の病院で身体拘束後、亡くなった弟 遺族の独占手記〉（在日本醫院被束縛身體後死亡的弟弟，家屬的獨家手札）

*5NHK新聞〈精神科の拘束で死亡 控訴審は病院側に賠償逆転判決石川〉（在精神科被束縛致死，上訴審逆轉判決醫院必須賠償石川）

Eurasian Publishing Group
圓神出版事業機構
究竟出版社
Athena Press
www.booklife.com.tw
reader@mail.eurasian.com.tw
心理 074

當牧師精神崩潰了：心理受創時，這樣找到救贖之道

作　　者／沼田和也
譯　　者／洪玉珊
發 行 人／簡志忠
出 版 者／究竟出版社股份有限公司
地　　址／臺北市南京東路四段50號6樓之1
電　　話／（02）2579-6600．2579-8800．2570-3939
傳　　真／（02）2579-0338．2577-3220．2570-3636
總 編 輯／陳秋月
副總編輯／賴良珠
責任編輯／張雅慧
校　　對／張雅慧．林雅萩
美術編輯／金益健
行銷企畫／陳禹伶．鄭曉薇
印務統籌／劉鳳剛．高榮祥
監　　印／高榮祥
排　　版／杜易蓉
經 銷 商／叩應股份有限公司
郵撥帳號／18707239
法律顧問／圓神出版事業機構法律顧問　蕭雄淋律師
印　　刷／祥峰印刷廠
2022年7月　初版

Original Japanese title: BOKUSHI HEISABYOTO NI HAIRU

Original Japan edition published by Jitsugyo no Nihon Sha, Ltd.
Traditional Chinese translation rights arranged with Jitsugyo no Nihon Sha, Ltd.
through The English Agency (Japan) Ltd. and AMANN Co., Ltd.
Complex Chinese translation published by ATHENA PRESS, an imprint of
THE EURASIAN PUBLISHING GROUP.

定價 310 元　ISBN 978-986-137-375-1

無論多強的人都有弱點，絕無例外！
感到脆弱，不是因爲你不夠堅強，反而是你強大的證據！
就算心理與精神上受了傷，也不等於生病。
脆弱也好，負面思考也好，看似弱勢卻非無用之物，
而是能使我們變得更強大的素材！

——《承認內在脆弱，使你溫柔又強大》

國家圖書館出版品預行編目資料

當牧師精神崩潰了：心理受創時，這樣找到救贖之道／沼田和也 著；
洪玉珊 譯. -- 初版. -- 臺北市：究竟出版社股份有限公司，2022.7
176 面；14.8×20.8 公分 --（心理；74）

ISBN 978-986-137-375-1（平裝）

1. CST：精神醫學　2. CST：心理治療

415.95　　111007637

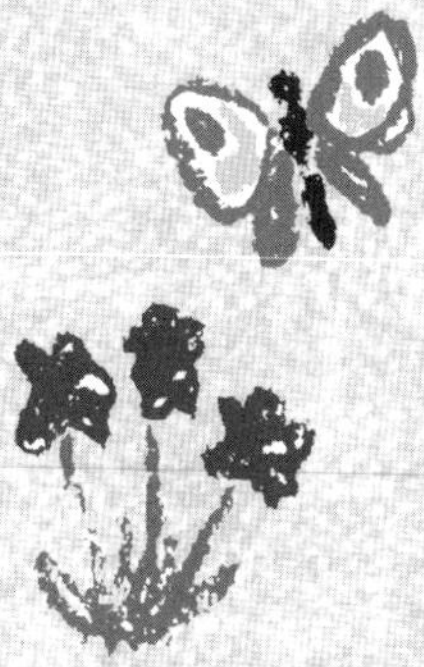

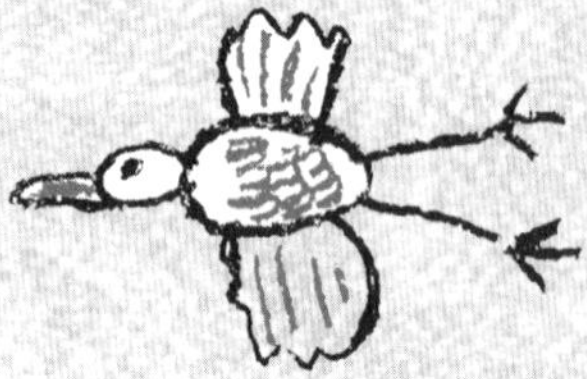